課題発見力・問題解決力 を養う

給食経営管理実習

編著：名倉 秀子
著：市川 陽子／佐々木 ルリ子
　　辻 ひろみ／藤井 恵子

アイ・ケイ コーポレーション

厚生労働省　大量調理施設衛生管理マニュアル　検索

は じ め に

「健康で長生きしたい」という思いは，誰もがもっている。そして，その願いは確実に実現された。平均寿命が男女ともに80歳を超え，もはや人生100年といわれるようになった。現在，人生100年時代を見据えた経済・社会システムを実現するための検討が国家レベルで始められている。そのなかには，「人づくり革命」が提案され，さまざまな政策の検討も行われている。

管理栄養士・栄養士は，生活習慣病の予防と重症化防止のみでなく，子どもの健全育成，思春期からの健康づくり，前期高齢者の介護予防，後期高齢者への栄養対策など人々の健康の維持・増進のために，ますます活躍の場が広がっている。そこでの管理栄養士・栄養士には，社会のニーズに応えるための専門的知識や技能を身につけ，それらを統合させた分析・判断能力，問題解決能力，コミュニケーション能力など多岐にわたる能力が求められる。そのために，養成校での人材育成には期待が高まり責任も大きい。

「給食経営管理論」の教育目標は，給食運営や関連の資源を総合的に判断し，栄養面，安全面，経済面全般のマネジメント能力を養うこと，マーケティングの原理や応用を理解し，組織管理などのマネジメントの基本的な考え方や方法を修得すると示されている。「給食の運営」では，給食業務を行うために必要な，食事の計画や調理を含めた給食サービス提供に関する技術を修得することである。これらの科目の実習は，各養成施設の独自性が認められる一方で，どのような実習内容を取り入れて教育目標の到達をめざすかについては，課題として残っているのが現状である。

本書では，給食施設における給食運営について，基礎的な知識と技能を修得することを第一とし，つぎの展開へ活かせる内容とした。

本書の構成は，第Ⅰ章に給食経営管理実習の目的，第Ⅱ章に給食の運営実習，第Ⅲ章に給食の運営のための実験，第Ⅳ章に給食経営管理のための演習　とした。

第Ⅱ章「給食の運営実習」では，100食以上の給食の提供をPDCAサイクルに則って実習し，基礎的な知識や大量調理の技術を学ぶ内容とした。給食は，栄養管理がなされ，安全で，おいしいことが求められる。そのために，複数のサブシステムである管理業務の内容を実践しながら学ぶ内容とした。

第Ⅲ章「給食の運営のための実験」では，給食のような大量調理で生じる調理過程の現象が，少量調理とは異なることを品質管理の視点から実験的に計数管理することで，標準化につなげる方法を修得する内容とした。さらに，衛生管理として料理や食品に対する食品衛生管理と作業者の安全性である労働衛生管理についても理解できる課題を用意した。なお，給食施設で管理栄養士・栄養士として給食提供の業務についたときにも参考になる内容である。

iii

第Ⅳ章「給食経営管理のための演習」では，マーケティングの原理や応用，組織の管理，給食運営のための管理業務を経営的な視点も含めて，理解できるよう演習形式で行うこととした。

　給食の運営実習のみならず，実験や演習を通して，給食を管理するときの課題発見力・問題解決力を養い，経営的な視点を含めたマネジメントの能力を培う構成とした。

　「給食経営管理論」「給食の運営」は，養成校のカリキュラムポリシーにより実習科目の内容やその単位数もさまざまであるが，本書をご利用いただいた先生方からのご叱責，ご教示を賜れば幸いである。

　なお，本書の出版にあたり，長くにわたりご尽力，ご配慮くださった(株)アイ・ケイ コーポレーション社長森田富子氏，編集部 信太ユカリ氏，および関係諸氏に心よりお礼申し上げる。

2018年3月

編著者　名倉　秀子

目　次

第Ⅰ章　給食経営管理実習の目的　　　　　　　　　　　　　　　　　　名倉秀子

1　給食経営管理とシステム

1-(1)　課題を発見し，問題解決力を養う給食運営管理をめざして　**2**

1-(2)　給食経営管理におけるシステムの考え方　**4**

2　実習・実験および演習の内容と進め方

2-(1)　給食経営管理実習の進め方　**6**
　㊡実習のスケジュール　**7**

2-(2)　給食施設を想定した給食の運営実習　**8**
　㊡給食施設の概要　**9**

2-(3)　PDCA サイクルによる管理業務　**10**
　㊡給食管理における PDCA サイクル　**11**

3　実習・実験および演習の注意事項

3　実習・実験および演習の注意事項　**12**

第Ⅱ章　給食の運営実習　　　　　　　　　　　　　　　　　　　　　　佐々木ルリ子

1　計　画

1-(1)　栄養・食事管理と献立管理（給与栄養目標量と献立作成）　**14**
　❏栄養・食事計画
　❏献立計画
　㊡給与栄養目標量の設定と献立の作成　**15**

1-(2)　調理工程表，作業工程表　**16**
　❏調理・作業工程計画
　㊡作業工程表の作成　**17**

1-(3)　衛生管理(1)　**18**
　❏衛生管理のための点検…①
　㊡衛生管理の点検表の記入　**19**

1-(4)　衛生管理(2)
　❏衛生管理のための点検…②
　㊡衛生管理の点検表の記入　**21**

1-(5)　食材管理（材料の購入と発注）　**22**
　❏食材料の購入計画と購入方法
　❏発注方法
　㊡食材管理（食材日計表，発注書の作成）　**23**

1-(6)　栄養情報の提供（栄養教育や食育）　**24**
　❏栄養教育計画
　㊡栄養教育計画の立案　**25**

2　実　施

2-(1)　食材管理（材料の検収と保管）　**26**
　❏検　収
　❏保　管
　㊡検収記録簿と食品受払簿の記録　**27**

2-(2)　生産・調理管理（作業工程表に基づく生産）　**28**
　❏生産・調理管理
　㊡工程表に基づく生産時間・調理管理表の作成　**29**

2-(3)　設備管理（調理機器の確認）　**30**
　❏調理機器の能力
　❏調理機器の保守・点検
　㊡調理機器の能力と調理機器の点検表の確認　**31**

2-(4)　衛生管理（大量調理施設衛生管理マニュアルに基づく温度・時間管理）　**32**
　❏加熱調理と加熱調理後の冷却
　❏調理後の料理保管における温度管理
　㊡加熱調理と冷却の記録　**33**

2-(5)　衛生管理（二次汚染の防止，保存食と検食）　**34**
　❏二次汚染の防止
　❏保存食（検食）
　❏検　食
　㊡保存食採取，検食簿の作成　**35**

2-(6)　提供管理(配膳・配食)　　36
❏盛り付け
❏配　食
　表盛り付け量と提供温度の記録　　37
2-(7)　インシデント・アクシデントについて　　38
❏インシデント・アクシデントの意味
　表インシデント・アクシデントレポート
の作成　　39

2-(8)　栄養・食事管理(摂取量の確認,
嗜好調査)　　40
❏残菜調査
❏嗜好調査
　表摂取量の確認,嗜好の把握　　41
2-(9)　施設・設備管理(清掃,厨芥の処理)　　42
❏施設,設備の管理(給食提供終了後)
❏洗浄室の温度・湿度と食器保管庫などの
温度管理と実習室の点検
　表施設・設備の管理(清掃,厨芥の処理)　　43

3　評　価

3-(1)　栄養・食事管理(給与栄養目標量,給
与栄養量,推定摂取量)　　44
　表栄養・食事管理(目標量,栄養量,摂
取量)　　45
3-(2)　生産・調理管理(作業工程表の計画と
実施の評価)　　46
❏計画と実施の作業工程の評価
　表計画と実施の作業工程を評価する　　47

3-(3)　衛生管理(調理従事者および食材,
料理の衛生)　　48
❏衛生管理評価
　表衛生管理点検表の記入　　49
3-(4)　報告会(実習内容の報告)　　50
❏給食運営実習全体を通しての検討
　表報告会の内容をまとめる　　51

第Ⅲ章　給食の運営のための実験　　　　　藤井恵子

1　献立作成における標準化

1　献立管理(料理と器の関係)　　52
❏食器と盛り付け

❏給食(献立)の食器の特徴
　表食器の種類,大きさと,盛り付け重量　　53

2　品質管理

2-(1)　廃棄率に基づく食材の発注　　54
❏発注量の算出
❏廃棄率の把握
　表廃棄率の把握　　55
2-(2)　乾物の吸水率および重量変化率
(加熱のない場合)　　56
❏乾物の吸水後の重量変化率と吸水時間
　表乾物の吸水後の重量変化率の把握　　57
2-(3)　付着水が調理・調味におよぼす影響　　58
❏洗浄による付着水の標準化
　表付着水率の把握　　59
2-(4)　調理前後の重量変化と水分蒸発率　　60
　表水分蒸発率の把握　　61
2-(5)　炊飯工程における重量変化　　62
❏大量調理における炊飯
　表炊飯工程における重量変化の記録　　63
2-(6)　エネルギー量に影響をおよぼす吸油率　　64
❏揚げ物の栄養価計算
　表料理別吸油率の記録　　65

2-(7)　調味濃度(調味パーセント)　　66
❏食塩濃度,糖度,酸度の測定
　表調味濃度の記録　　67
2-(8)　数種のゲル化剤による生産管理　　68
❏各種ゲル化剤の特徴
　表ゲル化剤の違いによるゼリーの
比較表の作成　　69
2-(9)　真空調理法による生産管理　　70
❏真空調理とは
❏真空調理のメリットとデメリット
　表調理法の異なるりんごのコンポートの
品質の評価　　71
2-(10)　個別対応へむけた献立の展開
(軟菜食,流動食)　　72
❏調理方法の工夫
　表基本食から軟菜食への展開　　73

3　衛生管理

3-(1)　食品，手指などの衛生管理　74
❏細菌数検査
　表 細菌数検査の記録　75

3-(2)　施設および従事者等の衛生管理　76
❏調理施設内の点検と評価
❏調理従事者等の健康管理と衛生管理
　表 調理施設および従事者等の衛生管理点検
　　表の記録　77

4　作業管理

4　疲労度調査に基づく作業管理　78
❏疲労自覚症状調査と評価
　表 疲労自覚症状調査の記録　79

第Ⅳ章　給食経営管理のための演習　　辻　ひろみ／名倉秀子／市川陽子

1　経営管理

辻　ひろみ

1-(1)　給食施設と経営目標　80
❏経営理念と経営目標
　表 施設別の経営理念，給食施設の経営
　　目標　81

**1-(2)　給食のマーケティング（ヘルシー
　　メニュー企画書作成）**　82
　表 事業所給食：ヘルシーメニュー
　　企画書作成　83

2　栄養・食事管理

**2-(1)　栄養アセスメントと給与栄養目標量
　　(A)**　84
❏栄養管理，給食管理の計画
　表 栄養管理目標の設定　85

**2-(2)　栄養アセスメントと給与栄養目標量
　　(B)**　86
❏利用者の身体状況，普段の栄養状態，食
　事配分の特徴を把握する

**2-(3)　利用者の推定エネルギー必要量の
　　算出(C)**　88
❏推定エネルギー必要量の算出
　表 利用者の体格評価および推定エネルギー
　　必要量の算出　89

**2-(4)　エネルギーの給与栄養目標量の
　　設定(D)**　90
❏推定エネルギー必要量の分布の確認と
　昼食で給与すべきエネルギー量の確認

**2-(5)　栄養アセスメントと給与栄養
　　目標量(E)**　92
❏給与栄養目標量の設定
　表 給与栄養目標量の設定　93

3　献立管理

**3-(1)　給与栄養目標量から食品構成表への
　　展開(A)**　94
❏荷重平均成分表の作成（給食施設におけ
　る実績値による）
　表 食品群別荷重平均栄養成分表の作成　95

**3-(2)　給与栄養目標量から食品構成表への
　　展開(B)**　96
❏食品計画表の作成
　表 食品構成表の作成　96

**3-(3)　献立の標準化―主食・主菜・副菜，
　　器別の料理カード**　98
❏料理カードによる献立作成
　表 主食・主菜・副菜，器別の料理カード
　　の作成　99

4 生産管理

4-(1) 予定献立表に基づく3種類の指示書 100
- ❏ 調達業務に対応した表示修正
  - 表 調理指示を目的とした献立表の作成 101

4-(2) 献立表から調理工程へ 102
- ❏ 調理工程図の例
  - 表 調理工程図の作成 103

4-(3) 作業管理(機器・器具能力の明確化) 104
- ❏ 作業工程を計画するために,調理機器使用時の基礎データの測定
  - 表 作業工程を計画するための演習 105

4-(4) 作業工程表の作成 106
- 表 ヒト,モノを効率的に動かす作業工程表の作成 107

5 提供サービス管理

名倉秀子

5-(1) 提供・サービスの流れ 108
- ❏ サービスの計画
  - 表 利用者の行動に応じたサービス工程表の作成 109

5-(2) 配膳管理の評価 110
- 表 配膳作業時刻と配膳重量の関係 111

6 品質管理

市川陽子

6-(1) 設計品質と製造品質から総合品質の評価 112
- ❏ 品質の評価
  - 表 品質評価表の作成 113

7 会計・原価管理

7-(1) 食材料費と人件費と経費 114
- ❏ 原価管理
  - 表 原価構成比率の算出 115

7-(2) 適切な価格設定 116
- ❏ 製造原価・販売価格の算出
  - 表 給食費の考え方 117

7-(3) 給食における収入と支出 118
- ❏ 給食における収益・費用の分類(損益計算書)
  - 表 損益計算書の作成 119

8 衛生管理

衛生管理の評価 120
- ❏ 衛生管理の点検と記録
  - 表 個人衛生管理点検表の作成 121

9 人事管理

名倉秀子

9-(1) 給食部門の教育・訓練について 122
- 表 業務評価の検討 123

9-(2) 労働衛生管理 124
- 表 事故分析と対応策 125

10 情報処理管理

10-(1) エクセルによる帳票類の作成(A) 126
- 表 給与栄養量の平均値算出 127

10-(2) エクセルによる帳票類の作成(B) 128
- 表 特定給食施設等栄養管理状況報告書の作成 129

11 危機管理

11-(1) 災害時のための対策(A) 130
- 表 災害時のための対策表の作成 131

11-(2) 災害時のための対策(B) 132
- 表 アルファ化米によるご飯の評価 133

執筆者紹介

編著者

名倉　秀子　（なぐら　ひでこ）

十文字学園女子大学人間生活学部健康栄養学科教授 博士(学術)

十文字学園女子大学大学院人間生活学研究科食物栄養学専攻

博士後期課程　教授(兼務)

日本女子大学家政学部食物学科卒業

日本女子大学大学院家政学研究科修了

帝京短期大学講師，十文字学園女子大学助教授を経て現職

主な著書

「給食経営管理論」（学文社）

「あすの健康と調理」（共著 アイ・ケイ コーポレーション）

「臨地実習マニュアル　給食経営管理・給食の運営」（建帛社）

「CPS事例にみる　先進型サプライチェーン・ロジスティクス
マネジメント」（共著 ふくろう出版）

執筆者

市川　陽子　（いちかわ　ようこ）

静岡県立大学

食品栄養科学部栄養生命科学科教授 博士(栄養学)

佐々木ルリ子　（ささき　るりこ）

宮城学院女子大学生活科学部食品栄養学科教授 修士(スポーツ科学)

辻　ひろみ　（つじ　ひろみ）

東洋大学食環境科学部健康栄養学科教授 修士(栄養学)

藤井　恵子　（ふじい　けいこ）

日本女子大学家政学部食物学科教授 博士(農学)

（五十音順）

I章　給食経営管理実習の目的

1-(1)　課題を発見し，問題解決力を養う給食運営管理をめざして

　給食経営管理実習は，給食の運営と給食の経営管理との組合せにより成り立つ実習科目である。100食以上の給食を安全で，栄養的，経済的に提供する実習を体験するなかで，給食経営の資源である人，物，資金，情報などをどのように活用・管理するか，また，給食運営時の業務管理にPDCAサイクルを回すことによる給食の質の向上や業務改善などの活動を通した経営管理を学び修得する。さらには，具体的な給食施設の運営方法や給食のシステムの企画・提案なども演習を通して考える機会を設ける。

　給食は継続的に特定多数の人を対象に提供される食事であることから，実習であっても，毎日（1日1回以上）という継続性と特定の100人以上の利用者が存在することが理想である。利用者の健康維持・増進を目指して給食の運営がなされ，給食の経営管理が実施される。

　管理栄養士が給食の経営管理をするときの対象は
　①　給食を利用する人の健康管理（栄養管理）
　②　給食を提供している組織の経営管理の2点である。
　実習を進めるうえでは
　第一に，給食の利用者の栄養管理のために給食提供のスキルを獲得して，給食の運営を理解する。
　第二に，継続的に給食提供を運営するための組織の経営管理の手法（スキル）を学び，給食経営管理（マネジメント）の基本を理解すると，より効果的な実習となる。

　組織における経営管理では，さまざまな給食施設の経営理念や使命を意識しながら，理想的な給食経営管理をめざし，課題や問題点の指摘やその解決方法を見出す力を養っていく。

●給食経営管理に必要な3つのスキル
　給食経営管理に求められるスキルは，テクニカル・スキル，ヒューマン・スキル，コンセプチュアル・スキルである（図I-1）。これらのスキルを獲得することを意識して，実習に演習を組み入れながら学習する。この3つのスキルはマネジメント階層ごとに求められる割合が異なる。

●テクニカルスキル
　第II章で示す給食の運営実習を数回繰り返すことにより，栄養管理，給食の生産・提供管理，それらの評価などの技術を獲得することが可能である。

●ヒューマン・スキル
　給食の運営実習のなかで，給食の提供のために仲間や教員とのコミュニケーションを通して獲得することができる。ただし，給食の運営実習ではメンバーの能力が同程度であるため，指示・命令系統の明瞭な上下関係の組織づくりは，役割担当として可能であるが，給食の生産における責任分担，技術の指導，さらに教育・トレーニングを通して修得することは難しいかもしれない。

●コンセプチュアル・スキル
　全体を通して概念的な捉え方や抽象的なアイディアを具体化させるなどの内容である。このスキルは実習時の個々人の意識レベル，取組み意欲により修得の程度に差が生じるが，第IV章に示した演習内容を項目ごとに捉えるのではなく，トータルシステムを意識してサブシステムを関連させたり，統合させたりして，総合的に考えることを訓練するならば，コンセプチュアル・スキルも獲得できる内容である。

　ローワーマネジメント（監督者層），ミドルマネジメント（管理者層），トップマネジメント（経営者層）は，図に示すようにテクニカル・スキルを基本として，ヒューマン・スキル，コンセプチュアル・スキルを積み上げるように組込まれている。管理栄養士は，3スキルを獲得しておくことが望ましい。

1 給食経営管理とシステム

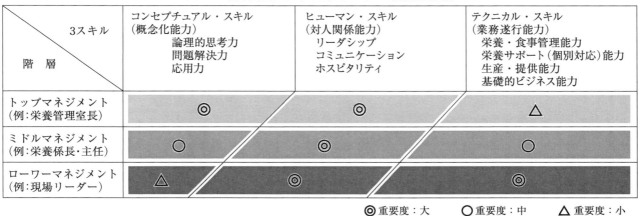

図Ⅰ-1 給食経営管理に求められる3スキルの階層別重要度

給食経営管理実習の科目のシラバスから，授業の目的，授業の到達目標を確認して記述してみよう。

・授業の目的

・授業の到達目的

給食経営管理実習を受講するにあたって，目標を記述してみよう。授業終了時にその到達度を検討してみよう。

目標
(例：ヒューマンスキルを獲得する。グループメンバーと作業内容の打ち合わせを積極的に行い，同時にその内容を記録することに努める)

Ⅰ章　給食経営管理実習の目的

1-(2) 給食経営管理におけるシステムの考え方

　給食経営管理のシステムは，栄養・食事管理といった機能別のサブシステムとそれらの機能を統合するトータルシステムで成り立っている（図Ⅰ-2）。システムの考え方は，給食という製品（物）を喫食する対象者（人）に焦点をあて，健康の維持・増進につながる栄養管理のために，どのような点（要素）を構成して提供すると健康につながるかといった製品とサービスを中心とする。また，給食施設の経営管理を経営の資源（人・物・金・情報）から検討する。

　「木を見て森を見ず」ということわざがある。これは，事物の細部や一部分にこだわりすぎて，本質や全体を捉えられないことのたとえである。木と森の関係は，いろいろな場面で使われ，サブシステムとトータルシステムの関係に似ている。たとえば，利用者さんに提供する給食（製品）を「森」とすると，その要素（サブシステム）に栄養・食事管理，生産管理，会計管理，安全・衛生管理などの「木」に相当する大切な管理業務がある。そして，そのサブシステムのなかにもさらに細かい管理要素がある。つまり「木」と「葉」の関係も生じる。

　たとえば，安全衛生管理では，原材料を受け入れるとき，そして下処理のときの安全・衛生管理があり，それらは食品が納入されたときの食品の品質，鮮度品温，異物混入の点検，そして生産者やその所在地，ロット番号など衛生管理の確認，記録事項などがある。

　この内容は，安全・衛生管理のほんの一部である。原材料を加熱調理するときには，加熱温度管理があり，調理作業中に時刻・調理時間を含めた管理事項の記録が求められる。

　さらには，二次汚染の防止にまでつながっている。このように一つひとつの管理要素を「葉」とすると，やがて安全・衛生管理としての「木」が成り立ち，数種の管理（サブシステム）がまとまり「森」としてのトータルシステムになる。この関係を，給食の運営実習と運営のための実験，給食経営の演習と連動して学ぶ。

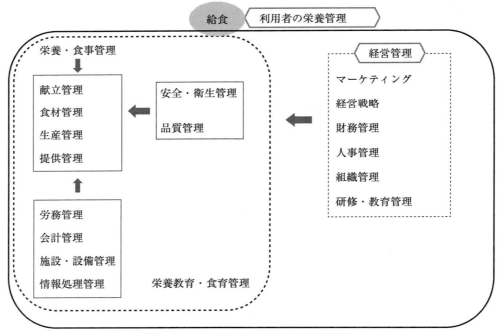

図Ⅰ-2　サブシステムとトータルシステムの関係

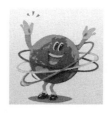

1 給食経営管理とシステム

　Ⅱ章の給食の運営実習は，Ⅲ章の給食の運営のための実験を実施しながら行うと，サブシステムの詳細な部分に触れることができる。そして，大量の給食生産から利用者一人ひとりへの食事サービスにつなげ，栄養・食事管理を通した健康の維持増進の実現に向けた管理栄養士業務を理解できるとよい。また，給食経営管理の視点を養うために，Ⅱ章の給食の運営実習とⅣ章の演習内容を並行して実施すると，給食提供を通したマネジメントを理解することができる。給食施設のある事業体の経営目的のために，経営資源（人的資源，物的資源，資金的資源，情報資源など）を調整して，継続的，計画的に給食の提供を運営することが求められている。

　図1-3は，各章におけるサブシステムのつながりを示した。一つひとつのシステムが給食提供に関わり，トータルシステムとして給食経営管理をなしている。

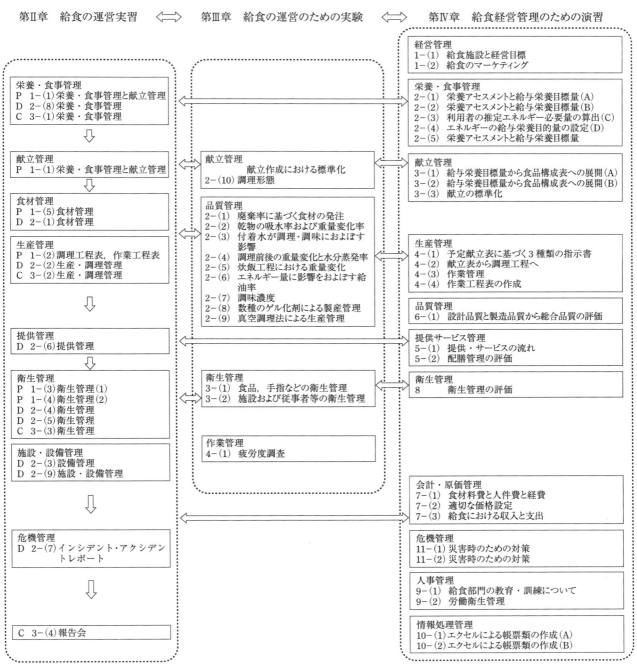

図Ⅰ-3　トータルシステム

| I 章 | 給食経営管理実習の目的 | | | | * * * * |

2-(1) 給食経営管理実習の進め方

　給食経営管理論に関する実習は，開講時期や実施時間により制約を受けることが多く，養成施設校の実態に合わせて実施される。

　15回の実習は，給食の運営実習，給食の運営のための実験，および給食経営管理のための演習を適切に組合せて進められる。

●給食の運営を理解するための実験

　給食の運営実習を計画するときに，必要となる情報や真空調理の技術などを部分的に抽出して，1回の実験・実習とする進め方がある。また，給食の運営実習と同時に，可食量と廃棄率，付着水率と蒸発率，細菌数検査，疲労度調査などを並行して実習する組合せも可能である。給食の運営実習のサブシステムになる管理業務をそれぞれ詳細に実習・実験として取り上げた。

●給食経営管理を理解するのための演習

　給食の運営実習で作成した帳票類を利用して，評価および改善へ結びつける内容とする。さらに，給食施設の経営管理としてのマネジメント内容を組合せる。

●目標を掲げた生産・提供の実施

　給食の運営実習は，目標を掲げて給食の生産・提供を実施する。例として，品質の標準化を目標とする場合，給食の運営のための実験で得られる品質管理の内容を理解し，計数管理を積極的に取り入れて実習を実施する。さらに，給食経営管理のための演習を組合せ，品質管理の評価へ展開すると，給食の運営がどのように給食経営管理につながっているかを理解できる。

●継続した給食の運営実習の実施

　連続して5回以上の給食の運営実習を実施し，献立管理(サイクルメニュー)の実験項目や会計管理の経営管理の演習項目を組合せて進めるとよい。

　表1の実習予定表に，15回の授業の内容を記入し，計画的に実習が進められるよう，準備をしよう。

〈参考〉

　昼食に対する期待を，おいしさ(嗜好)，季節感，価格，ヘルシー感(栄養量)の視点から，給食，外食，弁当(コンビニエンスストア)，弁当(手作り)について考えてみると，次の表のようなことがいえませんか。

　昼食に給食が提供されるときの期待感を，本実習の給食で実現してみよう。

期待 昼食	おいしさ (嗜好性)	おいしさ (温かさ)	季節感	価格	ヘルシー感 (栄養量など)	期待感 (キーワード)
給　食	○おいしい	○温かい	○	適　切	○	健康・安全
外食(飲食店)	○おいしい	○温かい	△	やや高価	△	ボリューム
弁当(コンビニエンスストア)	△	○温める	△	安　価	△	気　楽 早　い
弁当(手作り)	○おいしい	△冷たい	△	安　価	△工夫あり	検　約

2 実習・実験および演習の内容と進め方

実習のスケジュール

給食の運営実習と実習を理解するための実験，また給食運営管理を理解するための演習を組合わせて，給食経営管理実習を進めるとよい。担当教員の指示に従い，実習予定表を記入しよう。

表 I-1 実習予定表

回 数	月・日	実 習 内 容	献 立	備考（腸内細菌検査提出など）
第1回		オリエンテーション		
第2回				
第3回				
第4回				
第5回				
第6回				
第7回				
第8回				
第9回				
第10回				
第11回				
第12回				
第13回				
第14回				
第15回				

Ⅰ章　給食経営管理実習の目的

2-(2)　給食施設を想定した給食の運営実習

●給食の運営実習

　ロールプレイ（役割演技）といわれる教育・訓練法の一手法を取り入れた実習を実施することで，テクニカル・スキルを獲得する。現実に近い模擬場面（給食施設）を設定して，グループごとに役割（管理栄養士，調理員など）を想定し，100食以上の給食を生産・提供管理し，給食の運営の技術とシステムの構造を修得する。

　給食施設の設定は，ライフステージ別に，保育所給食，小学校給食，事業所給食，高齢者福祉施設給食などが挙げられる。同時に，給食提供の対象者（利用者）は，その施設に合わせた年齢などであることが望ましい。製品である給食を提供する場合，給食施設の目的とする対象者が実際に利用・喫食できる設定であると理想的な実習であるが，そのように協力的な利用者は存在しないことが多い。したがって，多くの養成施設校では学生を対象とした学生のための給食や教職員を対象とした事業所給食の施設を想定することが多い。

　表Ⅰ-2に給食の運営実習のための給食施設の概要を記入しておく。

　給食の運営実習では，役割（管理栄養士より調理師，調理員など）が異なると，それぞれ仕事への取り組む姿勢や仕事内容も違うため，人間関係において相互理解を深めることができ，コミュニケーション能力の育成も可能になるため，ヒューマン・スキルの獲得が期待できる。このようにロールプレイ（役割演技）は，設定条件を明確にすることで，教育の成果を高めることができる。

　♣給食施設の組織図を作成してみよう。

グループメンバーの名前

_____　　_____　　_____

_____　　_____　　_____

組織図（メンバーの名前入）

✱ ✱ ✱ ✱ 2　実習・実験および演習の内容と進め方

給食施設の概要

給食の運営実習で給食の提供を行おうとする給食施設を想定して，概要を記入しよう。

表Ⅰ-2　給食の運営実習のための給食施設の概要

1　① 給食施設　　（　　　　　　）例：学生食堂，事業所給食，学校給食，老人福祉施設給食，病院給食 　② 給食施設の目的　福利厚生，教育，福祉，疾病の治癒，その他（　　　　　　　） 　③ 経営理念（　　　　　　　　　　　　　　　　　　　　　　　　　　　　　　）	
2　給食システム 　① 食　数　（　　　　食） 　② 喫食対象者の特徴　年齢：　　　　　　　　男女の別（　　　　），その他（　　　　） 　③ 給与栄養目標量　（　　　種類） 　　　　　　　　　　食塩相当量（　　　　）　食物繊維（　　　　　　） 　④ 提供方式　　単一定食（　　　），複数定食（　　　　），カフェテリア方式（　　　　） 　　　　　　　　その他（　　　　　） 　⑤ サービス形態　　セルフサービス，フルサービス，ハーフセルフサービス，その他（　　　　） 　⑥ 配膳・配食方法　食堂配膳方式，弁当配食方式，中央配膳方式，その他（　　　　　） 　⑦ 提供時間　　　　時　　　分　～　　　　時　　　分 　⑧ 食堂回転数　（　　　）回，座席数（　　　）席 　　給食費　　　　1食当たり（　　　　）円 　　給食代金　　　一括納入（　　　　）円，食券販売（　　　　　　） 　　生産システム　　クックサーブシステム，コンビニエンスシステム，真空調理システム，レディフードシステム， 　　（クックチルシステム，クックフリーズシステム）	

9

I 章　給食経営管理実習の目的

2-(3)　PDCA サイクルによる管理業務

● PDCA（Plan-Do-Check-Act）サイクルの進め方

給食の運営実習は，図 I -4 に示したように PDCA サイクルによる給食の提供を実施する。給食経営の資源である「人，物，金，情報」をそれぞれ意識しながら，PDCA サイクルにより管理業務を円滑に進めていく。給食の運営実習で実施する PDCA サイクルの内容を表 I -3 に示した。管理業務は給食経営管理のなかに多数あるため，1 回目の実習ですべての管理業務を遂行することは，困難を伴うかもしれない。少なくとも，衛生管理，生産・提供管理を中心として，可能な範囲で管理業業の内容を理解していく。たとえば，栄養・食事管理における給与栄養目標量の設定では，利用者のアセスメントに基づき作成する。アセスメント情報が適切に入手できない場合では，食事摂取基準を利用した計画で実施することも一つの方法である。あるいは，すでに給与栄養目標量が設定され，その情報を基に献立作成の計画に進めてもよい。

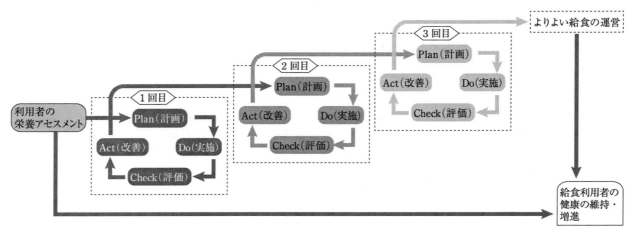

図 I -4　給食経営管理実習における PDCA サイクル

● 同一献立の生産管理を実施する場合

同一の献立を数回繰り返すことにより，PDCA サイクルによる効果を明らかにすることも可能である。同一の作業を数回体験することにより，作業効率は高くなることが予測できるが，具体的にどのような作業において効率がよくなるかは実際に比較してみないと理解できないであろう。

● 生産・提供管理のなかで作業量の多い業務について

提供管理では，生産業務のなかで最も高い作業量（40～45％）である配膳（盛り付け）作業について，効率化を求めながら実習を進める。病院などの厨房では，調理加熱作業が 30～35％ の作業量割合であるが，それに対して提供に関する作業量割合は 10 ポイントほど高い。病院給食業務の作業量ではあるが，給食の運営実習時の場合においても，同様な傾向を示すかを明らかにしておくことは大切な給食経営管理の視点である。

● 給食の評価として

給食の提供後は，喫食後の給与栄養量に示される栄養管理や，満足度状況の把握をすることが給食の評価につながる。

● 生産管理に含まれる厨房内の清掃と食器洗浄

さらに，生産管理後の厨房内の清掃や食器洗浄などの付帯作業も大切な管理業務である。施設設備の点検も含めて，次の実習に使用できる状況に整えることが求められる。給食の生産管理のうえでは，表 I -4 に示すような衛生管理，また原価管理も同時に実習する。

給食運営の実習は，給食を調理・生産することに主眼がおかれそうであるが，食事を提供する過程とその効果を体験することである。したがって，常に利用者の顔を浮かべ，調理・生産管理を実施し，さらに客観的にそれらの評価をしなければならない。

2 実習・実験および演習の内容と進め方

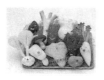

給食管理における PDCA サイクル

表Ⅰ-3 給食経営管理で実施する PDCA サイクルの内容

Plan（計画）

栄養・食事管理として，給与栄養目標量や献立作成を計画する（給与栄養目標量は提示されることもある）。
献立作成に基づき，食材管理を計画する。
生産管理として，調理工程表や作業工程表を作成する。
対象者に合わせた，栄養教育や食育を計画する。

Do（実施）

食材料の管理として，材料の発注，検収を実施する。
生産管理として，検収，下処理，調理室，にて作業を実施する。
提供管理として，仕上がった料理を配膳，配食する。
衛生管理として，保存検食の採取，作業中の温度管理，時間管理，人の衛生管理などについて実施，記録する。
栄養・食事管理として，摂取量を計測，把握する。
食器や什器類の洗浄作業を実施する。
施設・設備管理として，清掃や機器類の保守・点検作業を実施する。

Check（評価）

栄養・食事管理に関して評価する（利用者の摂取栄養量を評価する）。
生産管理に関して評価する（材料のロス率や生産によるロス量などを評価する）。
提供管理に関して評価する（作業時間や盛り付け量が均等であったかなど）。
衛生管理に関して評価する（適切な温度管理や調理作業担当者について衛生的な作業かを評価する）。
会計管理に関して評価する（1 食あたりの価格は適切か等の評価や作業従事者の労務費を評価する）。

Act（改善）

評価に基づき，生産管理や品質管理などの視点から問題点を見出す。衛生管理や品質の向上，さらには利用者の満足度を上げるために，取り組むべき改善事項を問題点から挙げ，次の課題とする。

表Ⅰ-4 PDCA サイクルに基づく衛生管理

Plan：	調理作業者の衛生的な食品取扱の手順を作成し文書化（見える化）
Do：	文書通りの実施
Check：	実施状況の確認および書類から記録の評価
Act：	評価に基づく問題点からの改善の提案

問題を引き起こしている内容について検討し，原因となる要因を抽出し，再発防止の対策案を導き出す。

| I章 | 給食経営管理実習の目的 | ＊ ＊ ＊ ＊ |

3 実習・実験および演習の注意事項

実習・実験および演習は，学修の到達目標があり，単なる給食作りにならないように注意しよう。

● II章「給食運営実習」では

学生自らが計画，実施，評価する実習であり，教員の指示で進める実習ではないため，計画通りに実施できない場合やコミュニケーションがうまくとれないことによる問題点も多く出てくる。給食提供に向けた問題点を見出し，整理し，解決するための方法を考え，PDCAサイクルにのせて毎回の給食が改善され，より良くなるように努力する。

給食の調理・提供は，衛生的な安全性が求められ，食中毒の発生などを防止するためには，一人ひとりの日頃からの健康管理が求められる。実習期間中の健康管理には細心の注意を払わなければならない。また，一緒に生活している者が，健康であるかなどの状況も把握しながら，受講しなければならない。調理従事者として作業をするときはもちろんのこと，作業のないときも受講期間は体調管理に努める。特に，給食の調理・提供では，大量調理衛生管理マニュアルに準じた衛生管理を実施する。

● IV章「給食経営管理のための演習」では

直接的に食材に触れること，調理場での作業がない内容であるが，確認作業のために調理室に入室することもあるので，体調管理を怠らないようにする。

報告・連絡・相談：実習は一人で実施することは不可能で，グループ活動になる。グループ内のコミュニケーションの良し悪しは，給食の出来栄えにも影響するといわれる。学生相互で報告，連絡，相談(ほうれんそう)を行い，協力し合いながら給食を提供しなければならない。

報告とは：指示や命令に対して，経過や結果を知らせることである。一般に，部下から上司，後輩から先輩へという流れがある。指示や命令には，業務(作業)内容と納期(給食提供に関わる時間)など作業時間に関することが多いため，業務内容が期限(時間内)に終了しない場合にはその内容を報告することが必要である。

連絡とは：簡単な情報を関係メンバーに知らせること。そのときに，自分の意見や憶測などを加えてはならない。事務的に簡潔に，相手に理解しやすい内容(誤解を招かない)を伝える。一般的に上司や部下の関係はなく，メンバーが発信者，受信者と対等の関係である。

相談とは：アドバイスを仰ぐことで，上司や同僚から判断に迷うときに意見を聞くこと。すべてを相談相手任せにするのではなく，調べられることや考えられることをまとめておく準備も必要である。また，アドバイス(意見)を受けたときは，そのアドバイスに従うことが基本であり，事後の報告，お礼も忘れてはならない。実習では，すでに給食提供の実習を実施した他のグループや教員に相談することが多くなる。

♣実習時に必要な持ち物を記入しておこう。

3　実習・実験および演習の注意事項

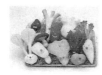

学修の到達目標に向けて

本実習（実習・実験および演習）は，学修の到達目標があり，単なる給食作りにならないように注意しよう。

● 「給食経営管理実習」の全体を通しての注意事項

① 授業（実習・実験および演習）の欠席・遅刻・早退はしない。やむを得ない場合は，担当教員，あるいはグループのリーダーへ連絡をする。
② 実習中は，無断で席や実習場所（担当場所）から離れない。
③ 日常の挨拶を適宜行い，言葉遣いに注意しながらコミュニケーションを図る。
④ 大声での雑談や談笑は避ける。返事は，直ぐに明瞭にする。
⑤ 管理栄養士のロールプレイであるため，身なりは清潔にし，髪はまとめておく（ピアス，イヤリング，指輪などを身につけない）。
⑥ 危機管理として，日常的に実習室（演習室）からの避難経路の確認をしておく。自然災害などの発生時には，ガス，水道，電気などを止め，担当教員の指示に従う。

● 「給食の運営の実習・実験」の注意事項

① 給食の調理・提供は数回前から計画が始まり，グループ行動に努め，個人行動のないようにする。
② 実習中は，役割担当の作業，およびその周辺の作業を臨機応変に作業する。
③ 実習では，食材の重量計測や衛生管理の作業時の温度計測など，確認事項において，必ず2人以上で実施することを意識する。
④ 実習では，作業に伴う騒音があるため，大きな声で指示し，また返事をする。
⑤ 衛生管理において，大量調理施設衛生管理マニュアルに基づく行動をとる。
  ● 実習前の腸内細菌検査は，指示された通りに検体を提出し，その結果が陰性で，保菌者でないことを確認する。

〈腸内細菌の検査項目〉

  ● 下痢，発熱，化膿性疾患のある人は，リーダーおよび指導責任者に届けること（食物アレルギーなどは実習担当教員に届け出る）。
  ● 大量調理施設衛生管理マニュアルに関連する内容について，記録をする（調理施設内ではボールペン使用とする。シャープペンシルは異物混入の原因となる可能性が高いので使用しない）。
  ● 給食施設の各部屋の温度・湿度管理を常に把握しながら，実施する。

● 「給食経営管理のための演習」の注意事項

① 個人で作業する場合とグループで作業する場合があるが，いずれの場合であっても情報は共有して演習を進める。
② グループ作業では，意見を述べやすい環境づくりを心がける。
③ 意見を述べるときは，論点が外れていないか，「賛成意見」「反対意見」「提案」「質問」なのかを考える。また，見える化などにより理解しやすい手段（図，表，写真）を取りつつ，説明することもよい。
④ 意見を聞くときは，メモを取りながら，意見の種類を聞き分け，話を中断させることなく，最後まで説明に耳を傾ける。
⑤ 他教科も含めて，これまで学修した内容から総合的に考えることを訓練する。

II章	給食の運営実習	1 計 画 ＊＊＊＊＊

ねらい：計画では，栄養・食事計画から献立計画，調理・作業工程計画，食材購入計画，栄養教育計画を具体的に立てる。

1-(1)　栄養・食事管理と献立管理(給与栄養目標量と献立作成)

栄養・食事計画

　利用者に合った適切な給与栄養目標量の設定と，食事配分，施設の予算や設備などの条件を考慮した食事提供方法や献立作成基準などを計画する。

●給与栄養目標量を設定する

　給食対象者の性別，年齢，身体活動レベル，身長，体重，BMI，身体・食生活状況などの栄養アセスメントから，「日本人の食事摂取基準」をもとに1日の給与栄養目標量を設定する(給食経営管理のための演習2-(1)～(5))。1日の給与栄養目標量の配分は，施設の特性によって給食回数が異なるが，1日3回の場合は，一般的に朝食20～25％，昼食と夕食35～40％の配分比率を目安として作成する。1日1回昼食提供の実習では，これに準じて適正に配分する。

献立計画

　献立計画は，栄養・食事計画と食品構成(給食経営管理のための演習3-(1)～(3))をもとに一定期間内の献立を立案する。献立は，適切な食品の種類と量を用いて，利用者の嗜好，予算，調理員，施設設備などの諸条件を考慮し，提供方式に応じた料理を考え，組合せ，変化をつけて計画する。献立計画は給食運営の重要な計画書であり，ついで調理工程や作業工程に展開される。

●献立を作成する

　献立計画から献立表を作成する。献立を作成するときには

① 献立の構成(主食，主菜，副菜，汁物，デザート)　② 調理様式(和風，洋風，中華風)
③ 調理方法　④ 季節感の演出(旬の食品の利用，切り方，盛り付け)
⑤ 伝統・郷土食や行事食　⑥ 献立の彩りや分量
⑦ 大量調理として可能な料理の組合せ　⑧ 予算の検討

●献立表の記入の留意点

① 料理名は，主食，主菜，副菜1，副菜2(付け合わせ)，汁物，デザート，飲み物の順に記入し，料理ごとに線を引き，小計を出し区分する。
② 使用する食品名(水やだし用の削り節や昆布，煮干しも含)は，調理手順に従って記入する。
③ 1人分の純使用量は，可食部重量を記入する。水の量やだし用の食品の量も忘れずに記入する。
④ 栄養素量の計算は，成分表の有効数字と同様で，四捨五入し計算する。
⑤ 食品ごとの純使用量は，量に応じて有効数字を決め，適切な桁数を用いる。
⑥ 食品ごとの使用量は，純使用量に廃棄量がプラスされた数値である$\left(使用量＝\dfrac{純使用量}{(100－廃棄率)}\right)$。
⑦ だしをとる場合，蒸発量を考え水の使用量を決める(蒸発量の目安：煮干し・削り節・昆布10％，顆粒調味料5％)。
⑧ 調味料は，少量でも重量を記入する。さらに，料理ごと，あるいは下味ごとに調味パーセント(食塩濃度，糖度)を記入し，何に対してのパーセント(百分率)かを記入する(例：野菜の重量に対して，スープに対して，出来上がり重量に対して)。
⑨ 食塩濃度から，しょうゆやみその量に換算する場合は，食塩の重量に対して，しょうゆは6倍，みそは6～8倍と考える。また，顆粒(または固形)だしを使用するときには，出来上がりのスープ(だし汁：湯)に対して重量比で，ブイヨン0.5％，顆粒状(和風・中華風)0.3％として使用量を決め，この分の食塩量も考慮する。
⑩ 飯の加水量は重量を用いて，精白米の○.○倍として決める。
⑪ 原価計算は0.00円までを有効数字とし，以下は四捨五入する。
⑫ 給与栄養目標量，栄養比率を記入し，確認する。

14　II章　給食の運営実習

栄養・食事管理と献立管理（給与栄養目標量と献立作成）

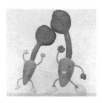

給与栄養目標量の設定と献立の作成

1日の給与栄養目標量を設定し，献立計画から献立表を作成しよう。

表Ⅱ-1 給与栄養目標量

	エネルギー(kcal)	たんぱく質(g)	脂質(g)	カルシウム(mg)	鉄(mg)	ビタミンA(μgRAE)	ビタミンB₁(mg)	ビタミンB₂(mg)	ビタミンC(mg)	食物繊維総量(g)	食塩相当量(g)
1日の目標											
昼食の比率											
昼食の目標											

表Ⅱ-2 献立表〔予定（実施）〕

料理区分	料理名	食品名	純使用量(g)	エネルギー(kcal)	たんぱく質(g)	脂質(g)	炭水化物(g)	カルシウム(mg)	鉄(mg)	ビタミンA(μgRAE)	ビタミンB₁(mg)	ビタミンB₂(mg)	ビタミンC(mg)	食物繊維(g)	食塩相当量(g)	廃棄率(%)	使用量(g)	単価(円)	金額(円)
主食																			
主菜																			
副菜（付け合わせ）																			
副菜																			
汁物																			
デザート																			
合計																			
給与栄養目標量																			

栄養比率
- たんぱく質エネルギー比率　　%（13〜20%）
- 脂質エネルギー比率　　%（20〜30%）
- 炭水化物エネルギー比率　　%（50〜65%）
- 穀類エネルギー比率　　%
- 動物性たんぱく質比率　　%

1食分予定価格　　円

1　計　画

Plan	給食の運営実習	1 計 画 ****

1-(2)　調理工程表，作業工程表

調理・作業工程計画

　作業工程表は，各調理工程に対して必要な作業工程を組合せる。二次汚染防止の観点から調理担当者が掛け持ち作業をさせないように留意する。給食の作業には時間や労力に制限があり，どのような手順で，誰が，いつ，どこで，何を，どれだけ，どの機器を使用するか，作業の配分計画を立案する。料理ごとに時系列で，使用する各食品の下処理・下調理，主調理，盛り付け，片付けまでの調理作業の場所・要点・手順，時間配分，使用調理機器と，調理工程ごとの担当人員の配置，衛生管理点(手洗いや専用エプロンの着用，温度の計測・記録など)を記入する。具体的でわかりやすい内容で，活用しやすいものにする。

●調理工程表の作業

　調理工程には，調理操作の要点と手順を具体的に示しておく(Ⅳ章　献立表から調理工程へ　p.103参照)。

　下処理と下調理：洗浄方法(消毒の有無や前後の取り扱い)，切り方，下味や下調理の方法，だしのとり方，こめの計量・洗米・加水量・浸漬など。

　主調理：加熱条件(使用機器，1回の調理量や投入量，機器の設定温度と加熱時間)，調味の方法(投入順番と時期)

　盛り付け：使用機器と食器，保管方法(冷蔵庫・温蔵庫・ウォーマーなど)

●作業工程表作成(表Ⅱ-3)
　時間配分は，供食形態と供食時間を考え，作業開始時間は供食時刻から逆算して決める。

　サラダ・和え物：冷却時間を十分とる。

　焼き物や揚げ物：機器の稼働能力，回転食数，調理時間から出来上がり時刻を逆算して開始時刻を決定する。

　食品や調理器具の出し入れ：出来上がった料理を移す作業などの余裕時間を考慮する。

●機器利用には，調理工程に従って各料理の使用加熱機器と担当者，加熱時間配分を示す。

　機器能力：(1回の加熱量・加熱時間，回数)に応じて機器が重複しないよう配分する。一つの機器でも使用順序と時間配分によって複数料理に使用できる。

　加熱開始時刻：加熱の仕上がり時刻と，適温・衛生管理・利用者へのサービスを考慮した料理の出来上がり時刻から決める。

予備加熱や湯を沸かす時間：忘れずに書き入れる。

●調理担当者と分担は，料理ごとに，作業量に応じて配置し調理責任者を決める。

　下処理：食品に付着している泥やほこりなどの異物を除去し，調理室に渡すのが主な役割であるため，料理にかかわらず洗浄や切さいの作業で分担する。

　調理室：時間を追って作業内容を示し，汚染の可能性の高い食品(肉，魚，卵など)を扱う作業と，汚染させたくない食品を扱う作業(非加熱調理用食品や和え物など)を明確に区別する。盛り付け作業は，盛り付け方と手順，場所から人員配置を決める。

　作業開始前後：調理室内の消毒，食器準備，食堂整備，器具洗浄・消毒・保管，食器洗浄・消毒・保管，清掃などの分担を決める。

調理工程表，作業工程表

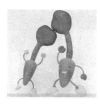

作業工程表の作成

作業工程表の予定表を作成しよう。さらに，実施後は赤ペンで修正するか，または実施後の様子を記入してみよう。

表Ⅱ-3 作業工程表（予定・実施）

料理名	担当者	時間／食材料	作業開始							喫食開始	片付け作業	備考

	機器名	担当者	稼動時間	調理条件
機器利用				

［前日の作業分担］

［当日の作業分担］

1 計 画

Plan	給食の運営実習	1 計 画 ＊＊＊＊

1-(3)　衛生管理(1)

　給食施設内において衛生的に安全な食事を提供するためには，衛生管理の徹底が不可欠である。衛生管理の対象は①調理従事者の健康管理，②食材料，③調理工程，④施設・設備および調理機器・器具などである。これらの衛生管理は，HACCPの概念に基づいた「大量調理施設衛生管理マニュアル」(厚生労働省)をもとに，マニュアルを作成し，実施する。

衛生管理のための点検…①

●調理従事者(個人)の衛生管理点検表(表Ⅱ-4)

　調理従事者の衛生管理は，食中毒や異物混入などの事故を未然に防ぐため，特に注意が必要である。調理従事者の衛生管理点検表は，調理作業開始前に行い，調理従事者の健康状態を確認する。下痢，発熱，手指などの化膿，体調不良などの不調がある場合や，本人に症状がなくても同居している家族らに下痢，おう吐，吐き気の症状がある場合は，調理作業に従事しない。また，調理作業中においても，履物，トイレの使用，手洗いなど必要な項目をチェックする。×の場合は適切な処置とともに指導内容などを記入する。

　腸内細菌検査(検便)：月1回以上の実施が義務づけられている。検査項目には赤痢菌，腸チフス菌，パラチフス菌，サルモネラ菌，腸管出血性大腸菌(O157，O26，O111，O128など)である。また，10月～3月までの間の月には，ノロウイルスの検査も実施する。

　身支度：衛生的で作業しやすい清潔なユニフォーム，キャップ，マスクを正しくつける。髪の毛はきちんとまとめる。爪は短く切り，マニキュアはつけてはいけない。オーデコロン，香水，装身具(ピアス，ネックレス，ブレスレット，指輪など)はつけない。

●原材料の取扱い点検表

　食材料は新鮮で，食中毒菌や有害な付着物などに汚染されていないものを選択し，保管管理を行う。点検表では，検収時の立ち合い・点検，調理室内への汚染の持ち込みや相互汚染の防止，保管時の温度管理の徹底についてチェックする。

●使用水の点検表(表Ⅱ-5)

　給食では大量の水を使用するため，常に衛生的で良好な状態であることが重要である。使用水は，色，濁り，臭い，異物の有無と遊離残留塩素濃度が0.1mg/L以上であることを調理作業開始前と調理作業終了後に毎日検査し，点検表に記録する。

表Ⅱ-5　使用水の点検表

採取場所	採取時刻		色	濁 り	臭 い	異 物	遊離残留塩素濃度
	作業開始前	：					mg/L
	作業終了後	：					mg/L
	作業開始前	：					mg/L
	作業終了後	：					mg/L
	作業開始前	：					mg/L
	作業終了後	：					mg/L
	作業開始前	：					mg/L
	作業終了後	：					mg/L

衛生管理 〔1〕

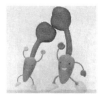

衛生管理の点検表の記入

衛生管理を徹底するため，衛生管理点検表，および使用水の点検表など必要な点検表に記入しよう。点検項目に不足がある場合は追加しよう。

表Ⅱ-4 調理従事者の衛生管理点検表

		点検項目	記入者名 / 点検結果（○×で記入） 栄養士担当No. / 調理員担当No.
調理前	1	健康診断，腸内細菌検査の結果に異常はありませんか	
	2	下痢，おう吐，発熱などの症状はありませんか	
	3	手指や顔面に化膿創がありませんか	
	4	爪は短く切っていますか	
	5	指輪やマニキュアをしていませんか	
	6	時計，イヤリング・ピアス，ネックレス，ブレスレットなどはしていませんか	
	7	匂いの強い化粧や香水はしていませんか	
	8	着用する実習着・帽子は作業専用で，清潔なものを正しく着用していますか	
	9	毛髪が帽子から出ていませんか	
	10		
調理中	1	専用の履物を使っていますか	
	2	毛髪が帽子から出ていませんか	
	3	手洗いを適切な時期に適切な方法で行っていますか	
	4	下処理室から調理室への移動の際には実習着，履物の交換を行っていますか	
	5	トイレには，調理作業時の実習着，帽子，履物のまま入らないようにしていますか	
	6	手指に傷のある者が直接食品の取り扱いをしていませんか	
	7	盛り付けやサービス時に必要に応じて手袋を使用していますか	
	8	盛り付けやサービス時にマスクを使用していますか	
	9		
	10		

■1 計 画

| Plan | 給食の運営実習 | 1　計　画　＊＊＊＊＊ |

1-(4)　衛生管理(2)

衛生管理のための点検…②

● **調理施設と調理器具の点検表**(表Ⅱ-6, 7)

　安全で衛生的なおいしい食事を時間内に生産し提供するためには，施設・設備および調理機器・器具類の清掃と整理整頓を日常業務のなかで徹底し，清潔を保持する必要がある。調理施設・調理機器の点検は，調理作業開始前と調理作業終了後に毎日実施し，記録する。

　衛生管理の書類は，食中毒が発生したときの原因を探るための書類でもある。

　調理施設：調理室内の構造について，調理作業前に手洗い設備の状況，汚染作業区域と非汚染作業区域の区別，シンクの相互汚染，調理室内の環境，清掃状況について確認する。

　調理器具類：調理器具，容器が用途別および食品別に混同しない専用のものが使用されているか，使用後の洗浄・殺菌，乾燥，保管が適切にされているか確認する。
　〈下処理用〉　魚介類用，食肉類用，野菜類用など。
　〈調理用〉　加熱調理食品用，生野菜類用，生食魚介類用など。

● **下処理室，調理室温度・湿度管理**(表Ⅱ-8)

　食品衛生管理の観点から，調理室内の環境は十分な換気の実施と高温多湿を避けるため，室内温度25℃以下，湿度80％以下であるか，（食品や料理を保存する冷蔵庫の温度は5℃以下，冷凍庫は－18℃以下に保持されているか），調理作業開始前と調理作業終了後に毎日点検し記録する。また，下処理室，調理室に設備されている冷蔵庫，冷凍庫についても同様に点検記録する。

● **調理工程における点検**

　調理工程における衛生管理は，下処理・調理中，調理後，保存食，廃棄物について点検し，記録する。

　下処理・加熱調理時：原材料受け入れおよび下処理段階の管理の徹底，加熱調理食品は中心部まで十分加熱し，食中毒菌等（ウィルスを含む）を死滅させること，食品や調理器具・容器の取扱い，食品の一時保管方法について確認する。

　加熱調理後の二次汚染防止：加熱調理後の食品および非加熱調理食品の二次汚染防止の徹底について，加熱調理後の冷却，保存と，食中毒菌が付着した場合に菌の増殖を防ぐための原材料および調理後の食品の温度管理，喫食までの時間などを確認する。

　保存食(検食)：保存食の採取・保存の有無を点検表により，毎日確認する。なお，大量調理施設衛生管理マニュアルでは，保存食を検食ということもある。

〈検食の保存〉　　　　　　　　　　　　　　　　　　　　　　　　　（大量調理施設衛生管理マニュアルによる）

　検食は，原材料及び調理済み食品を食品ごとに50g程度ずつ清潔な容器(ビニール袋等)に入れ，密封し，－20℃以下で2週間以上保存すること。
　なお，原材料は，特に，洗浄・殺菌等を行わず，購入した状態で，調理済み食品は配膳後の状態で保存すること。

　廃棄物：下処理室などでは，毎日野菜くずなどの厨芥が大量に廃棄される。廃棄物を放置せず，汚臭，汚液が漏れないように管理し，衛生管理上支障のないように，常にチェックする必要がある。

衛生管理 〔2〕

衛生管理の点検表の記入

衛生管理を徹底するため，調理施設の点検表，調理器具の点検表を作り，下処理室・調理室，冷蔵庫・冷凍庫の温度・湿度管理表に記入しよう。

表Ⅱ-6 調理施設および設備の点検表　記入者名

	点検項目	点検結果 （○×で記入）
1	手洗い設備の石けん，爪ブラシ，ペーパータオル，殺菌液は適切ですか	
2	施設に部外者が入ったり，調理作業に不必要な物品が置かれていませんか	
3	汚染作業区域と非汚染作業区域に区別されていますか	
4	シンクは用途別に相互汚染しないように設置されていますか	
5	施設は十分な換気が行われ，高温多湿が避けられていますか	
6	調理室の清掃は，すべての食品が調理場内から完全に搬出された後，適切に実施されましたか	
7		
8		

表Ⅱ-7 調理室での器具などの点検表　記入者名

	点検項目	点検結果 （○×で記入）
1	包丁，まな板などの調理器具は用途別および食品別に用意し，混同しないように使用されていますか	
2	調理器具，容器などは作業動線を考慮し，あらかじめ適切な場所に適切な数が配置されていますか	
3	調理器具，容器などは使用後（必要に応じて使用中）に洗浄・殺菌し，乾燥されていますか	
4	調理場内における器具，容器などの洗浄・殺菌は，すべての食品が調理場から搬出された後，行っていますか （使用中などやむをえない場合は，洗浄水などが飛散しないように行うこと）	
5	調理機械は，最低1日1回以上，分解して洗浄・消毒し，乾燥されていますか	
6	全ての調理器具，容器などは衛生的に保管されていますか	
7	ふきんの洗濯・殺菌は行われましたか	
8	洗浄用のスポンジなどは区別して使用されていましたか	
9		
10		

表Ⅱ-8 下処理室，調理室および設備の点検表　記入者名

場所・温度・湿度		確認時刻		場所・温度・湿度		確認時刻	
		開始前 ：	終了後 ：			開始前 ：	終了後 ：
下処理室	室内温度　（℃）			調理室	室内温度　（℃）		
	室内湿度　（％）				室内湿度　（％）		
	冷蔵庫温度　（℃）				冷蔵庫温度　（℃）		
	冷凍庫温度　（℃）				冷凍庫温度　（℃）		

■1 計　画

| | Plan | 給食の運営実習 | 1 計 画 ＊ ＊ ＊ ＊ |

1-(5) 食材管理（材料の購入と発注）

　食材料の購入と発注は，よい品質の食材料を適正な価格で入手することである。必要な食材料をどれだけ，いくらでどの時期に発注するかを計画し，購入先・購入方法を選定し，効率的な方法で計画的に行わなければならない。

食材料の購入計画と購入方法

　食数の把握，予定献立表，食材料の分類（生鮮食品，在庫食品，冷凍食品など），施設の食品使用状況，購入に関する食材料の情報を把握する。購入業者の選定は，施設の立地条件，給食の規模，使用食材料の種類と購入量，保管設備の規模によって決め，社会的信頼があり，衛生的な業者を選ぶ。

発注方法

　食材料の発注は予定献立表に基づいて行う。献立表の純使用量は可食部量のことで，食品全体から廃棄部分を差し引いたものである（給食の運営のための実験 p.54参照）。
　廃棄率は，食品成分表や施設作成の値を用いる。発注は，使用量（可食部量＋廃棄部量）から発注量を決めて購入する。発注方法は，伝票，電話やファクシミリ，電子メールなどで行い，その発注時期は食品によって異なる。発注書は必ず手元に控えをおき，発注漏れや発注ミスがないように点検する。生鮮食品は使用量が，常備食品は，各食品の在庫量を差し引いた量が発注量となる。

　発注量の算出
　　〈廃棄率から計算する場合〉
　　　　発注量＝1人分の純使用量÷可食部率×100× 予定食数
　　　　　　　　　　　　　　可食部率は（100－廃棄率）である。
　　〈発注係数（倉出し係数）で計算する場合〉
　　　　発注量＝1人分の純使用量×発注係数（倉出し係数）× 予定食数

　　　　発注係数（倉出し係数）＝ 1÷（100－廃棄率）×100

可食率（%） （100－廃棄率）	95	90	85	80	75	70	65
発注係数	1.05	1.11	1.18	1.25	1.33	1.43	1.54

● **食材日計表**（表Ⅱ-9）
① 発注用は発注量を算出して発注書に用い，原価計算用では食材料費が予算内か確認できる。
② 献立表（表Ⅱ-2）から料理別・食品ごとに1人分の純使用量を転記し，使用量を記入する。
③ 総使用量は，1人分の使用量×予定食数を記入する。
④ 発注量は，総使用量の端数を切り上げ，それぞれの食品の購入単位にする。重量で記載する場合と，個数，枚，缶，匹，Lなどで記入する場合がある。
⑤ 在庫食品（米・乾物・調味料など）の場合は購入先に在庫品と記入する。
⑥ 食材料の原価は，検収時の購入量と単価を記入して計算する。
⑦ 金額の有効数字は1人分0.0円（小数点第1位）まで計算し2位以下は四捨五入する。

● **発注書**
① 食材日計表の値を確認しながら記入する（表Ⅱ-10）。
② 購入業者別に食品名，発注量（数量），規格，発注日，発注者氏名，納品日などを記入する。
③ 納品重量は検収時の確認に使用する。

22　Ⅱ章　給食の運営実習

食材管理（材料の購入と発注）

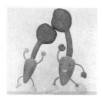

食材管理（食材日計表，発注書の作成）

食材料について効率的に管理できるように，食材日計表と発注書を作成しよう。

表Ⅱ-9 食材日計表

料理名	食品名	発注用（　　人分）							原価計算用			
		1人分純使用量(g)	1人分使用量(g)	総使用量(kg)	発注量	単価(円)	価格(円)	購入先	実施使用量(kg)	単価(円)	価格(円)	1人分価格(円)
									合　計			

表Ⅱ-10 発注書

発注日　　　年　　　月　　　日（　　）
納品日　　　年　　　月　　　日（　　）
　　　　　　　　御中　　担当者

食品名	数　量	規格，備考	納品重量

1 計　画

Plan	給食の運営実習	1 計 画 * * * *

1-(6) 栄養情報の提供（栄養教育や食育）

　給食は効果的な栄養教育の生きた教材である。提供する食事に合わせて栄養情報の提供を行うことで，利用者に必要な知識と健康の保持・増進のための態度や行動の変容を促すことができる。
　栄養教育の目的を明確にし，施設の目的とその利用者の特性に沿った栄養教育や食育の計画を立案する。

栄養教育計画

● 栄養教育計画を作成する（表Ⅱ-11）

〈計　画〉

テーマ：当日の給食を媒体としたテーマを設定し，わかりやすい表現を用いる。

当日の献立と栄養表示：当日に提供する献立とエネルギー量と栄養量を記入する。

テーマの設定理由：栄養教育の目的を明確にし，設定理由をわかりやすく記入する。

栄養教育の設定条件：実施日，実施場所，利用者・人数，利用者の特性

教育方法：テーマに沿って教育方法・内容・使用媒体・教育上のポイントを考える。同時に栄養教育が効果的であったかどうか，利用者からの意見を聞く評価方法（アンケートやインタビュー調査など）を考える。

〈実施後〉

　結果のまとめと評価：インタビューやアンケートの結果，使用媒体についてまとめる。
　考　察：計画，実施，評価から，栄養教育について検討する。

● 媒体の種類と作成

　媒体は利用者と指導者の伝達補助手段として用いられるだけでなく，栄養教育を円滑に効果的に進める役割がある。
　媒体の種類や作成のポイントを次にまとめた。

媒体の種類	料理や食品などの実物の展示，料理模型や食品模型の展示，ポスターやパネルの掲示，リーフレットやパンフレット，卓上メモや栄養メモ，メッセージカードなどがある。
媒体づくり	対象を明確に：利用者の性別，年齢，生活・社会環境，理解度を考慮して作成する。
	内容はわかりやすく具体的：興味をもって読める文章にする。
	内容は正確に：使用した教材や参考資料は，出典先を明らかにしておく。
	文字の種類，大きさ，色のバランスに配慮：文字の種類や大きさは利用者に合わせる。
	読みやすいような工夫を：文字を多用せず，余白を活かしたレイアウトにする。イラストなども適宜盛り込む。
	やわらかい表現に：呼びかけ口調で，短い文章にする。
	コンピューターやデジタルカメラの活用：料理の写真などはデジタルカメラを活用して鮮明に表現したり，また，コンピューターを活用して図形を作成したりする。

資料：藤原政嘉他著：「給食経営管理実習ワークブック第2版」，p.62，（株）みらい（2013）を一部改変

＊ ＊ ＊ ＊ 栄養情報の提供管理（栄養教育や食育）

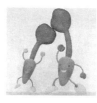

栄養教育計画の立案

施設の目的と利用者の特性を考えて栄養教育計画を立案し，利用者に効果的な媒体を使って伝えよう。実施後は結果をまとめ，栄養教育について考察しよう。

表Ⅱ-11 栄養教育計画表

テーマ	
当日の献立　栄養量の表示　テーマの設定理由	
栄養教育の設定条件　場　所　　　　　利用人数	
実施日	
利用者の特性	
教育方法	
使用媒体	
内　容	
教育上のポイント	
評価方法	
結果のまとめと評価	
インタビュー結果	
利用者アンケート	
使用媒体（　　　　）について	
考　察	

| **Do** | 給食の運営実習 | 2 実 施 ＊＊＊＊ |

ねらい：給食を提供するために，食材管理，生産・調理管理，施設・設備管理，衛生管理，提供管理，栄養・食事管理の一連の流れを具体的に実施する。

2-(1) 食材管理（材料の検収と保管）

検 収

検収は，業者から納品された食材料が発注通りのものであるか，検収室で発注書の控えと納品書を照合し，検収記録簿（表Ⅱ-12）に基づいて現品を点検・記録して受け取る。調理従事者等が必ず立ち合い，納入業者は調理室に入れない。検収終了時には検収記録簿に責任者の検収済印またはサインをする。

●**検収時の確認事項（検収記録簿）** 検収記録簿には，次の点を記入する。
① 食材料名，納入業者名，検収時の室温　② 品質：鮮度，廃棄率の状況　③ 数量，形状，大きさ
④ 重量：はかりで検量　⑤ 発注時の契約価格と同じ価格であるか
⑥ 衛生状態，包装状態，害虫や異物混入の確認　⑦ 品温；（納入業者が運搬の際，温度管理が適切であったか）
⑧ 納品時刻，生産地や製造者，賞味期限などの表示の確認

●**不良品の場合の対処について**
食品の品質が不良の場合は，その場で業者に返品・交換を依頼する。同じ食材料で交換品がない場合は，代替食品による献立変更をするなど速やかに行い，臨機応変に対処する。

保 管

検収後は，食肉類，魚介類，野菜類等に区分して保管する。
① 食材料の包装の汚染を下処理，調理などに持ち込まない（段ボールなどの包装材は取り除く）。
② 原材料は，相互汚染を防ぐため，それぞれ専用の衛生的なふた付き容器に入れ替える。
③ 原材料は保管設備に適切な温度で保存し，原材料搬入時の時刻，室温および保管設備内温度を記録する。
④ 食品保管管庫に保管された食材料について，入庫（受入れ）と出庫は「先入れ・先出し」で行う。

●**食品受払簿**（表Ⅱ-13）
食品保管庫の入出庫は，伝票（納品伝票，払出し伝票）によって数量を把握し，同時に現物の在庫量と一致するように食品受払簿で管理する。食品受払簿の受入欄は納品伝票から，払出欄は出庫伝票と日計表から記入する。

〈参考〉 原材料，製品等の保存温度

食品名	保存温度	食品名	保存温度
穀類加工品（小麦粉，でんぷん）	室 温	殻付卵	10℃以下
食肉・鯨肉	10℃以下	液卵	8℃以下
食肉製品	10℃以下	凍結卵	-18℃以下
鯨肉製品	10℃以下	ナッツ類，チョコレート	15℃以下
冷凍食肉製品	-15℃以下	生鮮果実・野菜	10℃前後
ゆでだこ	10℃以下	生鮮魚介類（生食用鮮魚介類を含む）	5℃以下
生食用かき	10℃以下	乳・濃縮乳	10℃以下
生食用冷凍かき	-15℃以下	クリーム	10℃以下
冷凍食品	-15℃以下	バター	15℃以下
魚肉ソーセージ，魚肉ハムおよび特殊包装かまぼこ	10℃以下	チーズ	15℃以下
冷凍魚肉ねり製品	-15℃以下	清涼飲料水（食品衛生法の食品，添加物等の規格基準に規定のあるものについては，当該保存基準に従うこと）	室 温
固形油脂（ラード，マーガリン，ショートニング，カカオ脂）	10℃以下		

資料：大量調理施設衛生管理マニュアル（別添1），平成9年3月24日付衛食第85号別添，最終改正：平成29年6月16日

26 Ⅱ章 給食の運営実習

食材管理（材料の検収と保管）

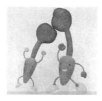

検収記録簿と食品受払簿の記録

食材管理のための検収記録簿と食品受払簿を記入しよう。

表Ⅱ-12 検収記録簿

No.	納品時刻	検収時の室温(℃)	納入業者名	食材料名	生産地製造者	期限表示	数　量	鮮　度	包　装	異　物	品　温(℃)	保管温度(℃)	検収者印
	:												
	:												
	:												
	:												
	:												
	:												
	:												
	:												
	:												
	:												
	:												
	:												
	:												
	:												

表Ⅱ-13 食品受払簿

月	日	食品名	受入(入庫) 数量(kg)	受入(入庫) 単価(円)	受入(入庫) 金額(円)	払出(出庫) 数量(kg)	払出(出庫) 金額(円)	残高(在庫) 数量(kg)	残高(在庫) 金額(円)	備　考

| **Do** | **給食の運営実習** | **2 実 施** * * * * * |

2-(2) 生産・調理管理（作業工程表に基づく生産）

　調理作業は，作業工程表に基づいて行う。大量調理の特徴には，①調理作業時間が長い，②廃棄率が変動する，③水分量の変動が大きい，④煮くずれを起こしやすい，⑤調味の数量化が不可欠，⑥加熱調理時の温度変化と余熱が大きい，これらを考慮して標準化することが求められる。作業開始前に綿密な打ち合わせを行うとともに，作業中に担当者やタイムスケジュールの変更が生じた場合には，赤字などで作業工程表を修正するなど正確に記録する（表II-14）。

生産・調理管理

〈下処理と下調理〉
　① 食材料の計量，洗浄，切さいを行う。混ぜる，成形する，下味を行うことがある。
　② 器具，容器などは下処理用，および食品別（魚介類用，食肉類用，野菜類用）に使用し，作業は専用コーナーで行う。
　③ 食材料の重量は，必ず廃棄部分を取り除く前と後で計量し記録する（廃棄率調査表III 2 -(1)）。
　④ 切さいは，大きさを統一し，ばらつきが生じないようにカットする。
　⑤ 生食調理の消毒を行う。

〈主調理〉
　① 下処理で成形された食材料を加熱，調味し，料理に仕上げる。
　② 加熱調理には，ゆでる，煮る，炒める，焼く，蒸す，揚げるなどの操作があり，非加熱調理には，和える，漬ける，凝固する操作がある。
　③ 調理による重量変化を記録する。大量調理の標準化や調理による重量変化率を考慮した献立作成，調味，加水を行う際に活用する。
　④ 調味料の量は，計画に示した調味濃度に基づき計量する。一般的に少量調理に比べて少なめになることが多い。

● 調味濃度（調味パーセント）
　調味濃度は，調理により，その濃度が違うため，基準となる食材料を決定する。

　飯　類：炊き込みご飯は具と飯

　汁　物：だし汁

　煮　物：煮汁が残らない含煮は全食材料の重量，煮汁が残る料理は食材料とだし汁の重量

　和え物，サラダ：和え物は調味前の全食材料（下調理後）の重量，サラダは，なま，または下調理後の全材料量，和え衣やドレッシング類は出来上がり重量

　焼き物，揚げ物：生の食材料の重量（調理による重量減少や食品の食塩量を考慮する）

● 調味の方法
　あらかじめ計量した調味料を一度に使用せず，80％程度を入れた後，味見し，残りは味が濃くならないよう確認しながら，適宜加えて調整する。

　汁物，煮物，炒め物：予定の調味料の70％を入れ，次に20％，10％の割合で加えていく。途中で味見しながら調味する。

　和え物，サラダ：調味はできる限り提供時間に合わせて行う。予定の調味料の半分量で和えて盛り付けし残りは提供する直前にかけたり，または盛り付け後にかけたりすることもできる。

28　　II章　給食の運営実習

生産・調理管理（作業工程表に基づく生産）

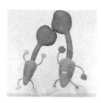

工程表に基づく生産時間・調理管理表の作成

作業開始前に細部を打ち合わせし，生産時間・調理管理表を作成しよう。

表Ⅱ-14 生産時間管理表

下処理実施記録			切さい実施記録			主食（こめ・飯）記録	
順番	食品名	下処理・洗浄時間	順番	食品名	切さい時間	調理工程	時間
		： ～ ：			： ～ ：	洗　米	： ～ ：
		： ～ ：			： ～ ：	洗　米	： ～ ：
		： ～ ：			： ～ ：	炊　飯	： ～ ：
		： ～ ：			： ～ ：	炊　飯	： ～ ：
		： ～ ：			： ～ ：	配　食	： ～ ：
		： ～ ：			： ～ ：	配　食	： ～ ：
		： ～ ：			： ～ ：		
		： ～ ：			： ～ ：		
		： ～ ：			： ～ ：		
		： ～ ：			： ～ ：		

なま食等洗浄記録						
順番	食品名	洗浄時間	消毒時間	消毒濃度	すすぎ時間	切さい時間	配食時間
		： ～ ：	： ～ ：	ppm	： ～ ：	： ～ ：	： ～ ：
		： ～ ：	： ～ ：	ppm	： ～ ：	： ～ ：	： ～ ：
		： ～ ：	： ～ ：	ppm	： ～ ：	： ～ ：	： ～ ：
		： ～ ：	： ～ ：	ppm	： ～ ：	： ～ ：	： ～ ：
		： ～ ：	： ～ ：	ppm	： ～ ：	： ～ ：	： ～ ：

調味の記録				
料理名	調味の方法（何に対して）	重量（kg）	調味の割合（％）	調味料の種類と量（g）

和え物，サラダ記録		
料理名	時間＊	配食時間
	：	：
	：	：
	：	：
	：	：
	：	：

＊時間は，和え衣やドレッシングを全食品と混ぜ合わせ開始時刻を記入する。

| Do | 給食の運営実習 | 2 実 施 ＊ ＊ ＊ ＊ |

2-(3) 設備管理（調理機器の確認）

　大量調理で使用する調理機器は，調理工程および作業区分や機能によって分類される。一定の品質の料理を生産するためには，安全で，衛生を保ち，効率よく作業を進め，耐久性を高めることが重要である。
　機器の機能を正確に正しく使うこと，機器の能力や稼働率（機器を操作し実際に生産する時間の割合や，標準的な運転で得られる生産量に対する実際の生産量）を熟知して利用すること，常に日頃から適正，清潔な保守管理と点検をすることが大切である。
　実際に使用する調理室のレイアウト，機器類の使い方や手入れの方法を確認しておく。

調理機器の能力

● 調理機器と生産・調理の作業内容の確認（表Ⅱ-15）
　大量調理機器を用いる場合，機器の能力と稼働率は作業を効率的に進めるうえで重要である。作業前には，どの食品や料理にどの調理機器を使用してどのような作業をするか，その内容と稼働率を確認し記録する。

　ミキサー，フードカッター：容量と各作業の標準的な調理時間と生産量

　スチームコンベクションオーブン，ブラストチラー：ホテルパン収納枚数や容量，標準的な調理時間と生産量回転数と調理時間

　回転釜，ブレージングパン，炊飯器：機器の容量（適切な量），1回の投入量と沸騰までの時間や調理時間

　鍋：形状や容量から，生産量

　フライヤー：油投入量，表面積，余熱時間，1回の投入量，調理時間

調理機器の保守・点検

● 調理機器の点検（表Ⅱ-16）
　献立表と作業工程表をもとに，下処理，調理室で使用する調理機器・調理用具類の使い方と，使用後の洗浄・消毒・乾燥・保管の方法を確認する。

　下調理機器：ピーラー，フードスライサー，フードカッター，洗米機など

　加熱調理機器：レンジ，炊飯器，回転釜，ブレージングパン，スチームコンベクショオーブン（コンビオーブン），フライヤーなど

　冷却機器：ブラスト，チラー，真空冷却機

　洗浄機器：食器洗浄機

　消毒機器：食器消毒保管庫，包丁・まな板殺菌庫

　保管設備：冷蔵庫，冷凍庫，温蔵庫，ウォーマーテーブル，ブラストチラー（急速冷却機）

　これらの機器は，使用前に，部品の有無，ねじの緩み，破損箇所（刃など）と，洗浄，消毒，乾燥が行われているか，数量はそろっているかを点検する。同時に使用する調理用具についても確認するとよい。

30　Ⅱ章　給食の運営実習

設備管理（調理機器の確認）

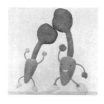

調理機器の能力と調理機器の点検表の確認

調理機器類の能力を調べ，調理機器点検表を確認し，記入しよう。

表Ⅱ-15 調理作業における調理機器の能力

食品・料理名	調理機器名	作業内容（能力） （容量，1回投入量，調理時間，温度など）

表Ⅱ-16 調理機器点検表

| 調理機器類 | 確認事項 ||||||| 備 考 |
	部品はそろっている	ねじの緩みはない	破損個所はない（刃など）	洗浄	消毒	乾燥	数量	

| Do | 給食の運営実習 | 2 実 施 * * * * |

2-(4) 衛生管理（大量調理施設衛生管理マニュアルに基づく温度・時間管理）

　大量調理施設衛生管理マニュアルでは，食中毒防止のために，調理過程における重要管理事項として，加熱調理食品は，中心部まで十分加熱し，食中毒菌など（ウイルス含）を死滅させること，加熱調理後の食品および非加熱調理食品の二次汚染防止と温度管理の徹底を示し，それらの点検・記録の励行と，改善が必要な場合は適切な措置を講じるとしている。

加熱調理と加熱調理後の冷却

●食品・料理の加熱調理および冷却の記録（表Ⅱ-17）
　加熱調理食品は，校正された温度計を用いて，食品の中心部が，すべての点において，75℃で1分間以上（二枚貝などノロウイルス汚染の恐れのある食品の場合は85～90℃で90秒間以上）またはこれと同等以上まで加熱されていることを確認するとともに，温度と時間の記録を行う。

　揚げ物：油温の確認（設定した温度以上）⇒調理開始時間の記録⇒食品の中心温度を3点以上測定・記録⇒最終的な加熱処理時間の記録（複数回同じ作業を繰り返す場合は，油温の確認・記録とともに同様の加熱処理を行う）。

　焼き物および蒸し物：調理開始時間の記録⇒食品の中心温度を3点以上測定・記録⇒最終的な加熱処理時間の記録（複数回同じ作業繰り返す場合は，同様の加熱処理を行う）。

　煮物および炒め物：最も熱が通りにくい具材の中心温度を3点以上（煮物の場合は1点以上），中心温度が測定できる具材がない場合は調理釜の中心付近の温度を3点以上（煮物の場合は1点以上）測定・記録（複数回同じ作業を繰り返す場合は，同様に点検・記録を行う）。

　加熱調理後，食品を冷却する場合：食中毒菌の発育至適温度帯（約20℃～50℃）の時間を可能な限り短くするため，冷却機を用いたり，清潔な場所で衛生的な容器に小分けしたりする。

　冷却設備の温度確認⇒冷却開始時刻の記録⇒食品の中心温度の測定・記録（30分以内に中心温度を20℃付近，または60分以内に中心温度を10℃付近まで下げる）⇒冷却終了時刻の記録

調理後の料理保管における温度管理

●料理保管中の温度管理（表Ⅱ-18）
① 調理が終了した食品は速やかに提供できるよう工夫する。
② 調理後の食品は，調理終了後から2時間以内に喫食することが望ましい。
③ 調理後直ちに提供される食品以外の食品は，10℃以下または65℃以上で管理する。

　調理終了後30分以内に提供できる場合：調理終了時刻の記録

　調理終了後提供まで30分以上を要する場合：温かい料理は，調理終了後，速やかに保温機器で保存し，移し替えた時刻を記録する。冷たい料理は，調理終了後，提供まで10℃以下で保存し，保冷設備への搬入搬出時刻，保冷設備内温度を記録する。

衛生管理（大量調理施設衛生管理マニュアルに基づく温度・時間管理）

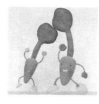

加熱調理と冷却の記録

大量調理施設衛生管理マニュアルに基づき，食中毒防止のために加熱調理，および冷却の記録と保管温度を記入しよう。

表Ⅱ-17　食品・料理の加熱調理および冷却の記録

食品・料理名	使用調理機器	調理開始時刻 終了時刻	油温（℃）	85℃以上 有・無	確認時の中心温度（℃） A	B	C	確認後の加熱・冷却時間	全加熱・冷却処理時間	配食開始時刻 終了時刻	担当者	備考
		:		有・無						:		
		:		有・無						:		
		:		有・無						:		
		:		有・無						:		
		:		有・無						:		
		:		有・無						:		
		:		有・無						:		
		:		有・無						:		
		:		有・無						:		
		:		有・無						:		
		:		有・無						:		
		:		有・無						:		

★揚げ物の場合は，油温を測定する。

表Ⅱ-18　料理の保管温度管理表

料理名	調理終了直後 測定時刻	温度（℃）	保温・保冷機器 搬入時刻 搬出時刻	保温・保冷中 測定時刻	温度（℃）	保温・保冷機器	機器内温度（℃）	備考
	:		:	:				
	:		:	:				
	:		:	:				
	:		:	:				
	:		:	:				
	:		:	:				
	:		:	:				
	:		:	:				

Do 給食の運営実習　　　　　　　　　**2 実　施** ****

2-(5)　衛生管理(二次汚染の防止，保存食と検食)

二次汚染の防止

手指の清潔：食品衛生では「手洗いに始まり手洗いに終わる」，「一作業一手洗い」といわれるように，手洗いは二次汚染の防止に不可欠であり，次のような場合に行う。使い捨て手袋を使用する場合にも原則，同様に交換する。
① 作業開始前およびトイレ使用後
② 汚染作業区域から非汚染作業区域に移動する場合
③ 食品に直接触れる作業にあたる直前
④ 生の食肉類，魚介類，卵殻など微生物の汚染源となる恐れのある食品などに触れた後，他の食品や器具類に触れる場合
⑤ 配膳の前

〈手洗いマニュアル〉
1. 水で手をぬらし石けんをつける。
2. 指・腕を洗う。特に，指の間，指先をよく洗う(30秒程度)。
3. 石けんをよく洗い流す(20秒程度)。
4. 使い捨てペーパータオル等でふく(タオル等の共用はしないこと)。
5. 消毒用のアルコールをかけて手指によくすり込む。
　　なお，上記の①～⑤の場合の手洗いは2回行う。

保存食(検食)

　保存食は，食中毒などの事故発生時の原因究明の資料とするために採取・保存する。
　大量調理施設衛生管理マニュアルでは「検食」という。
　保存食(検食)は，原材料および調理済み食品を食品(料理)ごとに50g程度ずつ清潔な容器(ビニール袋など)に入れ，密封し，−20℃以下で2週間以上保存する。原材料は，特に洗浄・殺菌などを行わず購入した状態で，調理済み食品は配膳後の状態で保存する。

●**保存食採取**(表Ⅱ-19)
　献立表から保存する食品と料理名，採取日を記入する。

検　　食

　検食は，でき上がった食事が計画通りに安全で安心して食べることができる食事であることを確認するためのものである。施設長あるいは給食責任者が，調理後利用者に提供する前に，各料理の栄養的な量および質，盛り付け，味付け，温度，外観が適当であるか品質管理の視点から記入する。また，食品衛生面では，異物混入，異臭，加熱状況に問題はないかなどについて点検し，毎回，必ず検査結果と検食時刻を検食簿に記録し，捺印する。

●**検食簿**(表Ⅱ-20)
① 料理名を記入する。
② 料理別の各項目(味・量・温度・外観)と全体的な項目を評価する。問題がある場合は，その理由を記入する。
③ 評価や所見は，給食内容の改善の資料とする。

衛生管理（二次汚染の防止，保存と検食）

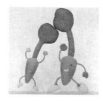

保存食採取，検食簿の作成

事故発生時の原因究明の大切な資料となるよう，保存食採取，検食簿を作成しよう。

表Ⅱ-19 保存食採取・廃棄記録

（採取日：　　　）（廃棄日：　　　）

原材料名	備考	原材料名	備考	料理名	備考

表Ⅱ-20 検食簿

		年　月　日（　）検食時刻　：			検食者：		印
	料理名	評価			衛生面		理由
料理別評価	主食	味　□よい　量　□多い　温度□適	□ふつう　□適量　□不適	□悪い　□少ない	異物混入　異味異臭　加熱状況	□有　□無　□有　□無　□適　□不適	
	主菜	味　□よい　量　□多い　温度□適	□ふつう　□適量　□不適	□悪い　□少ない	異物混入　異味異臭　加熱状況	□有　□無　□有　□無　□適　□不適	
	副菜1	味　□よい　量　□多い　温度□適	□ふつう　□適量　□不適	□悪い　□少ない	異物混入　異味異臭　加熱状況	□有　□無　□有　□無　□適　□不適	
	副菜2	味　□よい　量　□多い　温度□適	□ふつう　□適量　□不適	□悪い　□少ない	異物混入　異味異臭　加熱状況	□有　□無　□有　□無　□適　□不適	
	汁物	味　□よい　量　□多い　温度□適	□ふつう　□適量　□不適	□悪い　□少ない	異物混入　異味異臭　加熱状況	□有　□無　□有　□無　□適　□不適	
	デザート	味　□よい　量　□多い　温度□適	□ふつう　□適量　□不適	□悪い　□少ない	異物混入　異味異臭　加熱状況	□有　□無　□有　□無　□適　□不適	
全体評価	項目	評価			理由		
	料理・味の組み合わせ	□大変よい　□よい　□悪い					
	1人分の量	□多い　□適量　□少ない					
	盛り付け方	□大変よい　□よい　□悪い					
その他の所見	（料理の食材料の配合比率や硬さ・舌触り・滑らかさなどのテクスチャー，サービス，食器の使い方など）						

2 実施　35

Do 給食の運営実習　　　2 実 施

2-(6) 提供管理（配膳・配食）

　配膳（料理を食器に盛り付ける作業）と，配食（盛り付けた料理を利用者に提供する作業）は，どちらも料理の品質を保持する仕上げの作業であり，利用者へのサービス作業として重要である。

　配膳・配食は，料理の盛り付け，トレイセット，利用者への提供という作業内容であり，給食施設によっては明確に分けることは難しい。

盛り付け

　料理のおいしさは視覚によって，左右されやすいので，盛り付けは，品質において大切な要素である。給食の盛り付けの良し悪しは，栄養量の摂取量や喫食率に影響するものである。

- **盛り付けの方法とポイント**（表Ⅱ-22）
  均一な盛り付け：調理後は出来上がり重量から1人当たりの盛り付け量を算出する。盛り付け重量はできるだけ誤差をなくし，盛りムラがないように均一に盛り付ける。
  おいしそうに美しく盛る：色彩や形のよい組合せにする。料理は器の中で高低差があるとよく，食器の中央に山高，手前から奥へ高くなるように盛る。盛り付け時は食器の周りが汚れないように注意し，汚れた場合はふき取る。
  盛り付け時間の短縮化と効率化：料理は短時間で効率よく盛り付ける。調理時から1人分の数や大きさをそろえておく，ホテルパンに決めた人数分の分量を入れて調理する，杓子やレードルの一杯の量を把握するなど，盛り付け方法や技術を検討する（Ⅳ章4-(3)作業管理（機器・器具能力の明確化）p.104参照）。
  安全で衛生的：盛り付け作業スペースの確保と消毒，マスク・手袋の着用などマニュアルにそって，衛生チェックする。
  盛り付け図と配膳・配食場所：使用食器と盛り付け順番や方法を図に示すことで，効率よく確認しながら盛り付けできる。

- **適温給食の配慮**
  温かい料理は65℃以上，冷たい料理は10℃以下で提供できるように，提供時間に合わせて盛り付け作業を開始する。料理の温度管理には，ウォーマーテーブル，コールドテーブル，温蔵庫，冷蔵庫などの機器を利用する。

配 食

　給食は短時間に多くの食数を提供，配膳しなければならない。

　カウンター配食では，配膳と配食は同時に行われる。料理を保温・保冷しながら，食器に盛り付け（1切れ，杓子1杯，一皿に3〜4種盛り合わせ），同時に利用者へ提供する。利用者はカウンター上の料理を自分のトレイにとる。そのため，迅速な対応と調理従事者の心のこもったサービスが求められ，提供時間に合わせた工程管理と調理従事者の教育・訓練が必要である（Ⅳ章5-(1)サービス計画 p.108参照）。

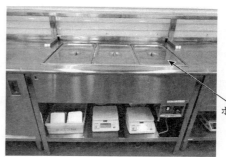

温度管理された湯槽に調理済み食品の入ったホテルパンを落とし込んで，盛り付け直前まで保温するテーブル型の機械

（十文字学園女子大学　給食経営管理実習室内）

ウォーマーテーブル

＊ ＊ ＊ ＊ 提供管理（配膳・配食）

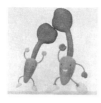

盛り付け量と提供温度の記録

配膳・配食をするための盛り付け量と提供温度を記録しよう。

表Ⅱ-22 盛り付け量と提供温度

料理名	出来上がり重量(kg)	出来上がり温度(℃)	1人分盛り付け量(g)	保温・保冷機器	盛り付け調理器具	配食時温度(℃)	喫食時温度(℃)	担当者

食器と盛り付け図

配膳場所と方法

Do　　**給食の運営実習**　　　　　　　　　　**2 実 施** ＊ ＊ ＊ ＊

2-(7)　インシデント・アクシデントについて

インシデント・アクシデントの意味

　事故事例から，事故原因を正しく把握して，そこから学ぶという視点で，それぞれの施設の状況に即した再発防止策を考え，組織的に取り組むことが大切である。

●**インシデントとは**
　食品汚染や異物混入があっても，利用者に提供される前に気づいて実際の事故には至らなかった事例のことをいい，アクシデントには至らなかったけれども「ヒヤリ」とした「ハット」した事例のことである。このときのインシデントをインシデントレポートにまとめ，防止策を考える。

●**アクシデントとは**
　けがや食中毒，異物混入など予定外のことが実際に起こってしまったの出来事をいう。
　実際に行われた行為が利用者に全く影響を及ぼさなかった事例や，予定のことを忘れて行われなかった事例も含めてアクシデントとして取り扱う。

●**インシデントおよびアクシデントレポート**（表Ⅱ-23）
　給食に関するインシデント・アクシデントレポートには，調理ミス，誤配膳，異物混入，期限切れ食品の提供，けが（火傷，切傷，転倒）などがある。これら事故の再発予防のためには，事故を未然に防げた事例を報告して蓄積することで事故防止や安全対策に役立つ。

〈「調理ミス」に関する事故例〉
　①　揚げ物の調理中，揚げ油が炎上した。
　②　利用者がみそ汁中に金属片を発見した。
　③　ガスがま点火時に調理師がやけどをした。
　④　調理室の清掃中，床に髪の毛を発見した。
　⑤　床にこぼした水で利用者が転倒した。
　　　　　　①～③，⑤アクシデント，④インシデント

　また，過去に起きた事故事例の内容を的確に把握して，事例の種類・発生数，起きた日時・場所，作業内容などから事故原因の分析と対策の協議を行い，再発予防へつなげる。

●**インシデント・アクシデントレポート作成の留意点**
　①　実習で事故や事故につながると思われる事例を体験した場合は，レポートに記入する。
　②　事例に気づいた人が報告する（誰が報告してもよい）。
　③　問題となった行為の事実関係のみを簡潔に報告する（誰の行動が悪かったとか，ミスをしたなどの内容は不要）。
　④　レポートには個人名は記入しない。
　⑤　文章はわかりやすく，文字は丁寧に記入するよう心がける。
　　　特にどのような種類の事例であるかを簡潔に記入する。
　⑥　このレポートを提出することで，記載者が責任に問われることはない。

＊＊＊＊ インシデント・アクシデントについて

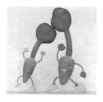

インシデント・アクシデントレポートの作成

インシデントやアクシデントが発生した場合では，項目にチェックマークを入れ，インデント，およびアクシデントレポートを作成しよう。

表Ⅱ-23 インシデント・アクシデントレポート

内　容	□アクシデント　　　□インシデント　　　□不明
報告日	
報告者	
発見者	
発生日時	年　　月　　日（　　）　　時　　分
発生場所	□検収室　□下処理室　□調理室　□洗浄室　□食堂 □更衣室　□トイレ　□階段　□廊下 □その他（　　　　　　　　　　　　　　　　　）
インシデントまたはアクシデントの種類	□誤指示　□誤配膳　□未配　□遅配膳　□異物混入 □食中毒　□切り傷　□火傷　□転倒　□機器・器具の破損 □接遇　□　　　□　　　□その他（　　　　　　）
喫食者の状況	
具体的内容	
発生原因	
インシデント，またはアクシデントの経過，処置・処理	
予防策・解決策	
今後の課題	

| **Do** | 給食の運営実習 | 2 実 施 ＊ ＊ ＊ ＊ |

2-(8)　栄養・食事管理（摂取量の確認，嗜好調査）

　栄養・食事計画に基づいて提供された食事は，完全に摂取されると栄養的な効果が期待される。提供した食事を残されることは栄養的にも経済的にも無駄なことで，また環境的にも問題である。

　摂取量の確認調査および嗜好調査は，利用者の摂取状況を把握するとともに栄養・食事計画の評価とその改善のための資料となる。調査方法には，質問紙法，秤量法があり，残菜調査には秤量法，嗜好調査には質問紙法を用いるとよい。

残菜調査

●秤量法

　残菜調査は，料理別や献立別に利用者が食べ残した残菜量やその内容を調べることである。残食率（供食重量に対する食べ残した量の割合）や残菜量から，摂取エネルギーおよび栄養素量を求めて，実施給与栄養量と比較し，摂取栄養素量の過不足の判断に活用できる。栄養管理，品質管理，原価管理をするうえで重要な評価項目の資料となる。

●供食重量と残菜調査記入（表Ⅱ-25）のポイント

　　仕込み食数：調理食数

　　出来上がり重量（kg）：料理が出来上がったときに測定した重さ

　　盛り残し重量（kg）：提供終了時に提供されなかった料理の重さ

　　供食重量（kg）：出来上がり重量－盛り残し重量

　　1人分盛り付け予定量（g）：出来上がり重量／仕込み食数×1,000

　　供食数：提供終了時の供食数

　　1人分供食量（g）：供食重量／供食数×1,000

　　残菜重量（kg）：利用者が食べ残した料理の重さ（果物の皮や魚の骨など廃棄とみなされるものは分別する）

　　残菜率：残菜重量／供食重量×100

　　1人分残菜重量（g）：残菜重量／供食数×1,000

　　1人分摂取量（g）：1人分供食量－1人分残菜重量

　残菜率は低いことが望ましいが，10％を基準に，10％より低値の場合は，量，質とも適切であったか，検討する。量が少ないことも考えられる。10％より高値の場合は，量が多すぎるか，味または量・味ともに問題があると評価することもできる。残菜率が高値の場合は，原因を調査し改善方法を検討する。

嗜好調査

●質問紙法（表Ⅱ-24）

　利用者に質問紙を配布して回答してもらう。

　利用者の料理に対する量，味付け，温度，盛り付け，おいしさ，嗜好，食べた量と残した理由，全体の献立構成（組合せ）や量，盛り付けなどについて，○×をつけたり，嗜好や喫食量の程度から選択させたりする。

　定期的に調査することによって，利用者の嗜好傾向と，現状の給食に対する満足度，残した人の特徴や問題点を知り，その結果を検討して献立作成や調理方法の改善のための資料に活用する。調査は，数量化しやすい形式にすると，集計・分析しやすい。

40　Ⅱ章　給食の運営実習

＊ ＊ ＊ ＊ 栄養・食事管理（摂取量の確認，嗜好調査）

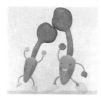

摂取量の確認，嗜好の把握

残菜量から摂取量を確認するために，供給重量，残菜重量を記入しよう。

表Ⅱ-25 供食重量と残菜調査

	料理名								
供食重量	仕込み食数 （食）								
	出来上がり重量 （kg）								
	盛り残し重量 （kg）								
	供食重量 （kg）								
	1人分盛り付け予定量 （g）								
	供食数 （食）								
	1人分供食量 （g）								
残菜重量	残菜重量 （kg）								
	残菜率 （％）								
	1人分残菜重量 （g）								
	1人分摂取量 （g）								

表Ⅱ-24 嗜好調査表

料理名	評価						
	量	味付け	温度	盛り付け	おいしさ	嗜好	食べた量
主食	□多い □丁度よい □少ない	□濃い □丁度よい □薄い	□あつい □丁度よい □冷たい	□よい □ふつう □悪い	□おいしい □ふつう □まずい	□好き □ふつう □嫌い	□全部食べた 残した□1/4□1/2□3/4□全部 残した理由（　　　　）
主菜	□多い □丁度よい □少ない	□濃い □丁度よい □薄い	□あつい □丁度よい □冷たい	□よい □ふつう □悪い	□おいしい □ふつう □まずい	□好き □ふつう □嫌い	□全部食べた 残した□1/4□1/2□3/4□全部 残した理由（　　　　）
副菜1	□多い □丁度よい □少ない	□濃い □丁度よい □薄い	□あつい □丁度よい □冷たい	□よい □ふつう □悪い	□おいしい □ふつう □まずい	□好き □ふつう □嫌い	□全部食べた 残した□1/4□1/2□3/4□全部 残した理由（　　　　）
副菜2	□多い □丁度よい □少ない	□濃い □丁度よい □薄い	□あつい □丁度よい □冷たい	□よい □ふつう □悪い	□おいしい □ふつう □まずい	□好き □ふつう □嫌い	□全部食べた 残した□1/4□1/2□3/4□全部 残した理由（　　　　）
汁物	□多い □丁度よい □少ない	□濃い □丁度よい □薄い	□あつい □丁度よい □冷たい	□よい □ふつう □悪い	□おいしい □ふつう □まずい	□好き □ふつう □嫌い	□全部食べた 残した□1/4□1/2□3/4□全部 残した理由（　　　　）
デザート	□多い □丁度よい □少ない	□濃い □丁度よい □薄い	□あつい □丁度よい □冷たい	□よい □ふつう □悪い	□おいしい □ふつう □まずい	□好き □ふつう □嫌い	□全部食べた 残した□1/4□1/2□3/4□全部 残した理由（　　　　）
全体評価	項目		評価			理由	
	料理・味の組合せ		□大変よい　□よい　□悪い				
	1人分の量		□多い　□適量　□少ない				
	盛り付け方		□大変よい　□よい　□悪い				

| **Do** | 給食の運営実習 | **2 実 施** ＊＊＊＊ |

2-(9)　施設・設備管理（清掃，厨芥の処理）

　清掃は，すべての食品・料理が調理場内から完全に搬出された後，毎回調理作業終了後に行うが，作業中でも整理整頓を心がける。

　厨芥とは，調理業務で排出される廃棄物（生ごみ，燃えるごみ）のことで，下処理室では野菜のくず（廃棄部分）や食材料の入っていた袋，調理室では揚げ油，食器洗浄室では残菜（食べ残し）の生ごみなどがある。

　給食提供終了後，使用した作業台や調理機器，調理器具，ふきんなどの洗浄・殺菌を行う。洗浄・殺菌方法は，大量調理施設衛生管理マニュアルに準じて実施する。

　最後に，ガスの元栓，電気のスイッチ，水道の蛇口を確認して，施設・設備の安全点検・記録を行い，当日の給食業務を終了する。

施設・設備の管理（給食提供終了後）

●食器洗浄
　返却された食器を洗浄し，食器消毒保管庫に収納し，消毒，保管する。

●調理機械，調理器具類，調理台，ふきん，タオルなどの洗浄・殺菌方法
① 機械本体・部品は分解する（部品は床にじか置きしない）。
② 食品製造用水（40℃程度の微温水が望ましい）で3回水洗いする。
③ 中性洗剤または弱アルカリ性洗剤でよく洗浄する。
④ 食品製造用水（40℃程度の微温水が望ましい）でよく洗剤を洗い流す。
⑤ 殺菌は，部品・調理器具類が80℃で5分間以上，調理台は70％アルコール噴霧，またはこれと同等の効果を有する方法で行う。ふきん，タオルは100℃で5分間以上煮沸殺菌を行う。
⑥ 機械本体・部品はよく乾燥させて組み立てる。調理器具類は清潔な保管庫にて保管する。ふきん，タオルは清潔な場所で乾燥，保管する。
⑦ 調理機械と調理台は，作業開始前に70％アルコール噴霧，またはこれと同等の効果を有する方法で殺菌する。

●床の掃除（ドライシステムの場合）
① 掃除機やほうきなどでごみを除き，床材に応じた洗浄液をまいて床全体をモップでこする。
② 水気を取り，よく乾燥させる。

●厨芥の処理
　ごみは，施設全体の片付けと清掃終了後，分別して処理する。
① 生ごみは，水分を除いてビニール袋に入れること。重量を計量する。
② 燃えるごみは，ビニール袋に入れること。重量を計量する。
③ 不燃物は，分別して指定の処理方法に従う（揚げ油の処理を含む）。
④ ごみを入れる容器と蓋は，洗浄・消毒する。調理室内に残さないようにする。

洗浄室の温度・湿度と食器保管庫などの温度管理と実習室の点検

●衛生管理帳票による点検，記録の調理施設の点検表，調理器具などの点検表，調理などの点検表（表Ⅱ-26，27）
① 1日の作業を振り返って，安全・衛生上の観点から作業の実施状況を点検・記録する。
② 室内温度・湿度の測定，食器保管庫と器具保管庫の温度を確認する。
③ 使用した調理機械・調理器具の洗浄・消毒・乾燥のチェックと各実習室および排水溝，ごみの処理（分別），ふきん・タオル，清掃用具の清掃，終了後の施錠・元栓などの確認を行う。

42　　Ⅱ章　給食の運営実習

施設・設備の管理(清掃, 厨芥の処理)

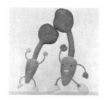

> 施設・設備の管理(清掃, 厨芥の処理)

洗浄室の温度・湿度と食器保管庫の温度を確認した時刻とともに記入し、実習室の清掃終了や施錠などの点検を確認しよう。

表Ⅱ-26 洗浄室の温度・湿度と食器保管庫などの温度管理表

温度および湿度	確認時刻			
	開始前			終了後
	:	:	:	:
室内温度(℃)				
室内湿度(%)				
食器保管庫温度(℃)				
器具保管庫温度(℃)				

表Ⅱ-27 実習室の点検表

調理機器・器具の洗浄・消毒・乾燥		実習室の清掃		終了後の施錠, 元栓などの確認	
		準備室		準備室	
		検収室		検収室	
		下処理室		下処理室	
		主調理室		主調理室	
		配膳室		配膳室	
		洗浄室		洗浄室	
		更衣室		更衣室	
		食 堂		殺菌灯	
		排水溝		水 道	
		ごみの処理(分別)		ガ ス	
		ふきん, タオル		電 気	
		清掃用具			

2 実 施 43

| Check | 給食の運営実習 | 3 評 価 ＊ ＊ ＊ ＊ |

ねらい：給食の目的に対して達成された成果を調べ，栄養・食事管理，生産・調理管理，衛生管理の各目標に対する
計画とその実施について評価する。

3-(1)　栄養・食事管理（給与栄養目標量，給与栄養量，推定摂取量）

　給食により，利用者の栄養状態の改善ができているか，食事の摂取量が適切であるかを評価する。給与栄養目標量
から献立を作成・調理した食事が適切に提供されたか，提供した食事が全量摂取されたかどうかを見直すことが重要
である。盛り残しや残菜が多い場合，その原因は何かを検討し，献立内容，品質，調理技術，給与栄養目標量，献立
作成基準などを見直し，改善することが必要である。

●提供量の評価－予定献立表から実施献立表へ

　実施で記録した廃棄率調査，提供量，食材日計表，発注書，検収記録簿，食品受払簿から，予定献立表の予定と実
施後の内容を比較・確認しながら加筆・修正し，実施献立表とする。献立表どおりの食材料と分量で調理・提供され
たか，予定と実際の差を確認する。

●摂取量の評価－残菜調査

　集団の摂取量の評価は，料理別に残菜量を調べて検討する。給与栄養目標量を満たす食事を提供するために，食事
計画を行い，嗜好を考えた献立で調理されてもすべて喫食されなければ，目標を達成したことにならない。摂取量と
残菜調査は欠かせない関係にある。

●給与栄養目標量と給与栄養量，推定摂取量の関係をみる（表Ⅱ-28, 29）

① 計画で設定した給与栄養目標量を記入する。
② 給与栄養量（予定）は予定献立表から，給与栄養量（実施）は実施献立表から，料理ごとに1人分の重量（純使用量）
とエネルギーおよび栄養素量の小計を記入し，合計と給与栄養目標量に対する到達度を把握する。
③ 推定摂取量は，残菜調査で算出した残菜量をもとに，給与栄養量（実施）から算出し，料理ごとに1人分の重量
（純使用量）とエネルギーおよび栄養素量の小計と合計，給与栄養目標量に対する到達度を把握する。
④ エネルギー産生栄養素バランス（％エネルギー）および穀類エネルギー比率，動物性たんぱく質比率についても，
それぞれ算出する。
⑤ 利用者の人員構成，栄養状態に基づき適正な給与栄養目標量が設定されたか，またその到達度を評価する。

表Ⅱ-28 給与栄養目標量と給与栄養量（予定と実施），推定摂取量

	給与栄養量（予定）		給与栄養量（実施）		推定摂取量	
栄養比率	たんぱく質エネルギー比率（	％）	たんぱく質エネルギー比率（	％）	たんぱく質エネルギー比率（	％）
	脂質エネルギー比率	（ ％）	脂質エネルギー比率	（ ％）	脂質エネルギー比率	（ ％）
	炭水化物エネルギー比率	（ ％）	炭水化物エネルギー比率	（ ％）	炭水化物エネルギー比率	（ ％）
	穀類エネルギー比率	（ ％）	穀類エネルギー比率	（ ％）	穀類エネルギー比率	（ ％）
	動物性たんぱく質比率	（ ％）	動物性たんぱく質比率	（ ％）	動物性たんぱく質比率	（ ％）

44　Ⅱ章　給食の運営実習

栄養・食事管理（給与栄養目標量，給与栄養量，推定摂取量）

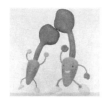

栄養・食事管理（目標量，栄養量，摂取量）

給与栄養目標量と給与栄養量，推定摂取量の表を作成しよう。

表Ⅱ-29　給与栄養目標・給与栄養量・検定摂取量の関係表

	料理名	1人分の重量(g)	エネルギー(kcal)	たんぱく質(g)	脂質(g)	炭水化物(g)	カルシウム(mg)	鉄(mg)	ビタミンA(μgRAE)	ビタミンB$_1$(mg)	ビタミンB$_2$(mg)	ビタミンC(mg)	食物繊維総量(g)	食塩相当量(g)	価格(円)
給与栄養目標量															
給与栄養量(予定)															
合　計															
給与栄養量(実施)															
合　計															
推定摂取量															
合　計															

■3　評　価

| Check and Act | 給食の運営実習 | 3 評 価 ＊ ＊ ＊ ＊ |

3-(2)　生産・調理管理（作業工程表の計画と実施の評価）

　施設・設備，作業担当者の労力・技術，時間が，効率よく，効果的に使われているか評価する。大量調理では，調理設備・機器に応じて，調理作業，調理時間を標準化し，いつでも，だれが行っても同じ品質の給食の提供ができるように管理している。しかし，作業状況によって変更もある。工程単位の作業時間，機器の稼働時間・稼働率などから，計画時と実施時の変更点を検討し，適切であったかどうかについて見直しや改善を行う。

● 作業工程の評価内容例
- 作業工程表通りの進行の可否
- 各作業工程の時間配分
- 使用調理機器の選択や使用方法
- 調理作業の手順方法の適正性
- 人員配置と人員の作業分担・作業量（ムダ・ムリ・ムラ）
- 作業動線との適正性（ムダ）
- 料理の出来上がり時間
- 盛り付けと適温提供の手順と方法
- 作業工程全体
- 大量調理としての献立の適正と作業工程の関係

計画と実施の作業工程の評価

　実施で記録した下処理・下調理の時間，食品・料理の加熱加工および冷却時間，料理の保管時間，盛り付けや提供時間など各種作業時間から，予定作業工程表の予定と実施後の内容を比較・確認しながら加筆・修正し，実施作業工程表とする。

● 作業工程表について計画時と実施時の違いを確認する（表Ⅱ-30）
　作業内容，作業時間，使用機器などの変更箇所について分析・検討し，問題がない場合は，次回の改善案として活かす。なお，問題点があれば，その原因を探り，変更がないように対策を立て，計画的に改善すべき点を検討することが重要である。
① 　予定作業工程表と実施作業工程表に違いがあった作業内容と，その理由を記入する。
② 　計画時の予定栄養量が提供できたかを把握する。栄養量に増減がある場合は，利用者の実際の摂取状況や食事の品質や生産・調理工程における要因を探る。

　予定作業工程表と実施作業工程表から作業時間や人数を抽出して下表を作成し，把握する。

牛乳かん（150食）の作業工程表による作業時間と人数の例（11：30より配食開始）

作業場所と作業内容		計画時		実施時	
		作業時間	作業人数	作業時間	作業人数
下処理室	計 量	9：10～10：00（50分）	1	9：15～10：40（85分）	1
主調理室	器具準備	9：00～ 9：30（30分）	2	9：00～ 9：30（30分）	1
	寒天液（牛乳）の調理	9：30～10：00（30分）	2	9：30～10：30（60分）	2
	分注，凝固	10：00～10：30（30分）	2	10：30～11：00（30分）	2
	みかん盛付け，コールドショーケースへ	10：40～11：00（20分）	2	11：00～11：10（10分）	2

46　Ⅱ章　給食の運営実習

生産・調理管理（作業工程の計画と実施の評価）

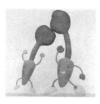

計画と実施の作業工程を評価する

計画時の作業工程表と実施の作業工程表を検討して，表にまとめよう。作業工程表について，計画時の作業人数や時間数を中心に実施時の記録を比較して，問題点を抽出しよう。

表Ⅱ-30　作業工程表の計画時と実施時の比較表

作業内容	計画時	実施時	問題点	改善点

| Check | 給食の運営実習 | 3 評 価 * * * * |

3-(3)　　衛生管理（調理従事者および食材，料理の衛生）

　給食業務が安全で衛生的に行われたか，給食が安全で衛生的に提供されたかについて，人，施設・設備，食材・料理など給食業務に関わるすべてについて評価する。

　計画，実施の衛生管理関係の帳票類による点検後は，総合的に評価し，問題のあった項目を取りあげ，改善した点，計画的に改善すべき点を検討する。また，その結果は調理従事者にも知らせ，日々の業務を安全で衛生的に遂行させることが重要である。

衛生管理評価

● **衛生管理点検表をもとに評価する**

〈人（調理従事者等）に関する評価〉（表Ⅱ-4）

　給食業務時に毎日点検している健康状態，服装，手洗い・消毒状況および定期健康診断結果，腸内細菌検査（検便）の実施状況，食材料納入業者・利用者の衛生状況などの点検項目について評価する。

　できていない項目は，項目別に改善点をあげ，衛生教育や研修を実施したり，作業中の状況や時間帯を把握し，作業工程表とあわせて見直す。

〈施設・設備に関する評価〉（表Ⅱ-6～表Ⅱ-9）

　施設・設備の清掃と消毒の状況，調理室内の作業環境（室温，湿度，換気，照明など）の状況，調理機器・器具の衛生的な管理と保守点検状況，使用水の水質検査の記録などについて評価する。また，食器・器具の洗浄検査（洗剤残留試験，でんぷん・たんぱく質・脂肪残留試験），細菌検査，清浄度調査（ATP測定法）から衛生状態を把握し，その結果から評価する。

　各種調査から，汚染度や清浄度を把握し，衛生状態を確認する。異常があった場合は，迅速に対応するとともに，その方法や保守管理について確認する。

〈食材料，料理に関する評価〉（表Ⅱ-12，表Ⅱ-31）

　食材料の検収・保管と温度管理状況，調理工程および盛り付けから供食までの衛生と時間・温度管理状況，検食と保存食の実施状況について評価する。

　決められた指標から逸脱していないか確認し，できていなかった場合の対応を決めておく。

● **インシデント・アクシデントレポートをもとに評価する**（表Ⅱ-24）
① インシデント・アクシデントレポートで報告された内容について，その原因を探る。
② 発生要因を未然に防ぐ対策の立案，予防策・改善策および今後の課題を検討する。

保存食の必要性について

　保存食は食中毒事件及びその疑いが発生した場合，発生原因の究明のために，必要となる。
　細菌やウィルス検査等を行う場合には，50 g程度の試料が必要である。
　採取時は，他からの二次汚染がないようにするため，必ず清潔な専用の容器（袋など）に採取する。
　採取日時と廃棄日時を記録簿に記入する。

衛生管理（調理従事者および食材・料理の衛生）

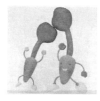

衛生管理点検表の記入

給食業務が安全で衛生的に行われたかを評価するため，原材料，料理の取扱い点検表を記入しよう。

表Ⅱ-31 原材料，料理の取扱いなど点検表

		点検項目	点検結果（○×で記入）
原材料	1	原材料の納入の時に立ち会いましたか	
	2	検収では記録簿をもとに点検を行いましたか	
	3	原材料の納入では生鮮食品について1回で使い切る量を調理当日に仕入れましたか	
	4	原材料は分類ごとに区分して，専用の保管場所に適切な温度で保管されていますか	
	5	原材料の搬入時の時刻及び温度の記録がされていますか	
	6	原材料の包装の汚染を保管設備に持ち込まないようにしていますか	
	7	保管設備内での原材料の相互汚染が防がれていますか	
	8	原材料を配送用包装のまま非汚染作業区域に持ち込んでいませんか	
下処理・調理中	1	非汚染作業区域内に汚染を持ち込まないよう，下処理を確実に実施していますか	
	2	冷凍庫または冷蔵庫から出した原材料は速やかに下処理，調理に移行させていますか	
	3	非加熱で供される食品は下処理後速やかに調理に移行していますか	
	4	野菜および果物を加熱せずに供する場合には，適切な洗浄（必要に応じて殺菌）を実施していますか	
	5	加熱調理食品は中心部が十分（75℃で1分間以上（二枚貝などノロウイルス汚染のおそれのある食品の場合は85～90℃で90秒間以上）など）加熱されていますか	
	6	食品および移動性の調理器具ならびに容器の取扱いは床面から60 cm以上の場所で行われていますか	
	7	加熱調理後の食品の冷却，非加熱調理食品の下処理後における調理場等での一時保管等は清潔な場所で行われていますか	
	8	加熱調理食品にトッピングする非加熱調理食品は，直接喫食する非加熱調理食品と同様の衛生管理を行い，トッピングする時期は提供までの時間が極力短くなるようにしていますか	
調理後	1	加熱調理後，食品を冷却する場合には，速やかに中心温度を下げる工夫がされていますか	
	2	調理後の食品は，他からの二次汚染を防止するため，衛生的な容器にふたをして保存していますか	
	3	調理後の食品が適切に温度管理（冷却過程の温度管理を含む）を行い，必要な時刻及び温度が記録されていますか	
	4	配送過程があるものは保冷または保温設備のある運搬車を用いるなどにより，適切な温度管理を行い，必要な時間および温度等が記録されていますか	
	5	調理後の食品は2時間以内に喫食されていますか	
保存食	1	保存食は，原材料（購入した状態のもの）および調理済み食品（配膳後の状態のもの）を食品ごとに50 g程度ずつ清潔な容器に密封して入れ，－20℃以下で2週間以上保存されていますか	
廃棄物	1	廃棄物は，分別して処理しましたか	
	2	廃棄物容器は，汚臭，汚液がもれないように管理するとともに，作業終了後は速やかに清掃し，衛生上支障のないように保持されていますか	
	3	返却された残渣は，非汚染作業区域に持ち込まれていませんか	
	4	廃棄物は，集積場に搬出し，調理室などに放置されていませんか	

| Check and Act | 給食の運営実習 | 3 評 価 * * * * |

3-(4) 報告会（実習内容の報告）

給食運営実習全体を通しての検討

・目 的

給食の運営実習では，給食を提供するための栄養・食事管理，食材管理，衛生管理，生産・調理管理，施設設備管理，提供管理などを学んだ。

これまで実習で学んだことを振り返り，グループで話し合い，まとめ，報告することで，総合評価を行う。評価については，意見を出して，さまざまな角度から，問題点を抽出し，自らの知識やスキルを確かなものにするとともに，次回に向けての具体的な改善方法についても話し合い，「基本的な給食の運営」についてしっかりと理解する。

・報告内容（表Ⅱ-32）

以下の項目について，帳票類などを活用しながらまとめる。

実習全体について：献立の評価，作業の特徴，利用者の状況などについてまとめる。

栄養・食事管理：給与栄養目標量と栄養給与量・推定摂取量，献立表，残菜量などから，栄養・食事管理のあり方について考察する。

食材管理：食材料価格，廃棄率，検収，入出庫などから，食材料の購入のあり方や効率的な利用方法などについて検討する。

作業管理：大量調理の作業の特徴を，調理工程・作業工程，人員配置，機器の使用，作業時間から分析し，各調理作業について考察する。

衛生管理：衛生管理のチェック項目から，衛生管理の必要性，注意すべき点を考察する。

栄養教育計画：実習中に計画した栄養教育について，実施とその評価について述べ，給食を通しての利用者への栄養教育のあり方を考察する。

提供管理：嗜好調査，喫食量調査，残菜調査，利用者の観察から，利用者においしい食事を提供するための計画と実施を考察する。

全体を通しての問題点・改善内容：各管理業務における問題点の抽出および改善策を示す。給食経営管理実習室で，役割分担して，「給食の運営」の実習を実施した内容から，Plan → Do → Check → Act の PDCA サイクルの流れをよく理解して，よりよい給食の運営を見い出していくことが大切である。

♣あなたの担当した業務について振り返り，問題点を書き出そう。

＊ ＊ ＊ ＊ 報告会（実習内容の報告）

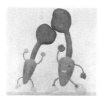

報告会の内容をまとめる

実習の総合評価を行う基本的な報告内容をまとめよう。

表Ⅱ-32 各項目ごとの検討・報告表

報告項目	報告内容
実習全体について	
栄養・食事管理	
食材管理	
作業管理	
衛生管理	
栄養教育計画	
提供管理	
全体を通しての問題点・改善内容	

3 評 価

| Ⅲ章 | 給食の運営のための実験　1　献立作成における標準化 | ＊　＊　＊ |

1　献立管理（料理と器の関係）

　給食の献立には，和風・洋風・中華風などの様式がある。食器は一般的には，料理の様式と用途別に，主食用は2〜3種類，主菜用は3〜5種類，副菜用は3〜5種類，汁物用は2〜3種類，そして湯呑み，グラス，ティーカップなどと，箸，ナイフ，フォーク，スプーンなどのカトラリー類，トレイが用いられる。給食の食器は，安全で衛生的な，おいしく楽しく食事ができるものが望まれる。また，同時に，適切な栄養量を提供するための容器が求められる。献立の作成には，器の情報を基に料理を検討する。

食器と盛り付け

●食器の種類，大きさと，使用料理別盛り付け重量の目安（表Ⅲ-1）
　施設には，どのような食器があるか，食器名と大きさ（直径・高さ），容量，個数とともに，あらかじめ食器ごとの料理の盛り付け重量（均一であること）を計算しておくと，献立作成などに役立つ。

給食（献立）の食器の特徴

●食器の選択と準備
① 安全性，強度，耐衝撃性，耐薬品性，耐熱温度，保温性，比重，積み重ねのしやすさなどの機能性，給食の目的に沿った，種類，大きさ，色彩，材質のものを選定する。
② 適切な栄養量を提供するために，一人分量に合った容量の器を選択する。
③ 食べやすさや見た目から器に盛り付けられる器の高さから判断する。
④ 盛り付け効果（色・模様・形態・材質）を考え，栄養量を確認し，料理との調和，食器間相互の調和，トレイの上での食器の組合せや，大きさや見栄え，柄を確認する。
⑤ 温冷配膳車などを使用する場合は，料理の乾燥に配慮しふたを使用する。
⑥ 取り扱いでは，大量に扱ったときの重さ，嵩，重なり具合を観察し，盛り付け時や洗浄時，保管時の食器の占有面積を考慮する。
⑦ 保管スペース，食器の消毒保管庫などのスペース確保のために，食器かご1つ当たりに何枚入るか確認する。
⑧ 保有する食器の数は，提供する料理の平均食数に20〜30％の余裕を見込んで用意しておく。

●食器の準備
① 食器は破損，汚れのないものをそろえる。
② 料理を引き立てる食器を選定し，数を確認する。
③ 適温給食では，盛り付ける食器の温度も関係する。温かい料理，冷たい料理に合わせて，前もって温かく，あるいは冷たくしておくとよい。

給食で用いる食器（大きさが異なる）の例

飯　碗		汁　椀		丸皿，角皿		小鉢，ボール	
容量	Φ×高さ (mm)	容量	Φ×高さ (mm)		Φ×高さ（mm）	容量	Φ×高さ (mm)
610 mL	143×67	450 mL	121×68	丸皿　200×34		310 mL	110×69
520 mL	130×69	360 mL	123×58	丸皿　185×29		300 mL	126×45
450 mL	126×65	330 mL	111×61	長径×短径×高さ（mm）		270 mL	104×66
360 mL	125×56	330 mL	106×70	角皿　180×120×20		230 mL	110×42
300 mL	115×57	235 mL	104×48	角深皿　181×120×34		180 mL	130×35

Φは直径を表す。

52　Ⅲ章　給食の運営のための実験

＊ ＊ ＊ ＊ 献立管理（料理と器の関係）

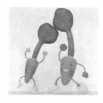

食器の種類，大きさと，盛り付け重量

食器ごとの料理の適正な盛り付け量を調べてみよう。

表Ⅲ-1 食器の種類，大きさと，料理別盛り付け重量の目安

番号	食器名	大きさ(mm) 直径	大きさ(mm) 高さ	容量(mL)	個数	料理別盛り付け重量(g)の目安
1						
2						
3						
4						
5						
6						
7						
8						
9						
10						
11						
12						
13						
14						
15						
16						
17						
18						
19						
20						
21						
22						
23						
24						
25						

■1 献立作成における標準化　53

| Ⅲ章 | 給食の運営のための実験 | 2　品質管理 | ＊＊＊＊ |

2-(1)　廃棄率に基づく食材の発注

発注量の算出

調理の下処理として皮をむいたり，種やヘタを除く作業を行うため，食品の可食量は購入量と一致せず，減少することが多い。

発注量を算出するために，廃棄率を知ることは重要である。

$$可食部率(g)＝100－廃棄率$$

廃棄率は，食品の鮮度，野菜など生鮮食品の購入季節，皮むきや切断などに用いる使用機器，切り方や調理法，作業担当者の技術力や作業量などにより変動する。

適正な廃棄率を算出することにより，使用量が決定し，発注量を算出することが可能となる。給食施設での実際の廃棄率は日本食品標準成分表に記載されている廃棄率と異なることが多いため，廃棄率のデータをとり，実態に即した値を用いることが望ましい。

また，日本食品標準成分表と実際の廃棄率を比較し，実際の廃棄率が大きい場合は問題点を探り，標準化を図るための改善点を検討するとよい。

●一食材に関する発注量の算出方法

総使用量は，予定献立の一人当たり純使用量に廃棄量を加算し予定食数を乗じたもので，これが発注量となる。

$$総使用量(g)＝純使用量÷(100－実際の廃棄率)×100×予定食数$$

〔例〕　ほうれんそうの実際の廃棄率15％，一人当たりの純使用量40 g，予定食数100食の場合

$$総使用量(g)40 g÷(100－15)×100×100食＝4,706$$

実際の発注量はまるめた数字を用いる。

〔例〕　総使用量はあらかじめ発注係数を算出することにより，簡便に求めることができる。

$$発注係数＝100÷(100－廃棄率)＝100÷可食部率$$

$$総使用量(g)＝純使用量×発注係数×予定食数$$

廃棄率の把握

給食施設の実際の廃棄率表を作成しよう。

●廃棄率調査表の作成（表Ⅲ-2）

①　各食材について検収時の重量を記入する。
②　切り方および使用機器を記入し，切さいなどの後に可食量（純使用量）を計量する。
③　検収量から下処理後の可食量（純使用量）を差し引き，廃棄量を求める。
④　実際の廃棄率を計算する。

$$廃棄率(\%)＝廃棄量÷検収量×100$$

⑤　実際の廃棄率と日本食品標準成分表に記載されている廃棄率を比較する。

〔例〕：実際の廃棄率15％，日本食品標準成分表の廃棄率10％の場合は＋5％と記入）

＊ ＊ ＊ ＊ 廃棄率に基づく食材の発注

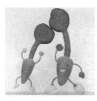

廃棄率の把握

食材の発注量を算出するために，廃棄率を調査・記録し，実習における適切な値を把握してみよう。

表Ⅲ-2 廃棄率調査表　　　　　実施人数　　人分

料理名	食品名	検収量(g)	切り方および使用機器	純使用量(g)	廃棄量(g)	実際の廃棄率(％)	成分表廃棄率(％)	比　較(％)	備　考
考　察									

廃棄率(％)＝廃棄量(g)／検収量(g)×100

Ⅲ章　給食の運営のための実験　　　2　品質管理

2-(2)　乾物の吸水率および重量変化率（加熱のない場合）

乾物の吸水後の重量変化率と吸水時間

　乾物は調理する前に水，またはぬるま湯に浸漬して，十分に吸水させてから使用する。乾物は吸水後の重量を基準として調味料を計算するため，乾物の吸水後の重量変化率や吸水時間を知ることは，作業管理上において重要である。

　カット食品（わかめやしいたけなど）はもどりが速く，カットする手間が省ける。乾物の種類，気温，水温，吸水時間などによって吸水後の重量変化率が異なるので，大量調理において使用頻度の高い乾物については実際の吸水後の重量変化率を調査し，標準化することにより，能率的な作業を行うことができる。

乾物のもどし方と吸水量

乾物名	浸漬時間	もどし方	重量変化率（倍率）
干しわかめ（カットわかめ）	5～20分	水に浸す（肉厚のわかめはもどし時間が長く，重量変化は小さい）。	6～14
塩蔵わかめ	10分	洗って水に浸す。	1.5
ひじき	20～60分	水に浸した後，砂などを洗い落とす。急ぐ場合は約50℃の湯に浸す。	6～8.5
乾しいたけ	5時間～一晩	さっと洗い水または微温湯に浸す。浸漬水はうま味成分が溶出しているので調理に利用する。	4～5
高野豆腐	15～25分	微温湯に浸す。膨潤したら取り出し，2～3回水を換えながら水中で押し洗いする。	5～7
きくらげ	10～20分	ひたひたの水に浸す。	7～10

● **乾物の吸水記録表の作成**（表Ⅲ-3）
① 各乾物について乾物の重量，容器重量，気温を記入する。
② 吸水させた水温，吸水時間，水切り方法，水切り時間を記入する。
③ 吸水後に全体重量を測定し，容器の重さを除いた吸水後重量を求める。
④ 乾物の重量と吸水後重量より，吸水後の重量変化率を計算する。
⑤ もどし方が適か否か，評価する。

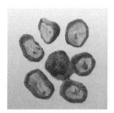

● **乾物の戻し方（真空調理法の利用）**
真空包装機により短時間で実施する真空調理法の利用もある。
真空調理法を用いた乾しいたけ，ひじきなどの乾物のもどし方を示す。
① 乾物の重量を計測する。乾物をさっと洗う。
② 乾物の重量変化率（乾しいたけ5倍，ひじき8.5倍）に相当する重量の水を用意する。
③ 真空包装袋に乾物と水（適切な量）を入れ，真空包装機にかける。
④ 開封後，すぐに取り出す。
　（味付けの調理では，調味料を加え真空袋のまま加熱するとよい）

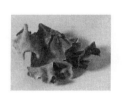

真空調理による乾物の重量変化率

材料	重量 乾物	重量 水重量	重量 吸水後	重量変化率（倍率）
乾しいたけ	61g	500g	488g	8.0
ひじき	10g	100g	71.3g	7.1

資料：十文字学園女子大学　給食経営管理実習データより

乾物の吸水率および重量変化率（加熱のない場合）

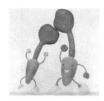

乾物の吸水後の重量変化率の把握

給食施設において，利用頻度の高い乾物について，重量変化率を把握しよう。

表Ⅲ-3　乾物の重量変化率

料理名	食品名	乾物重量(g)	気温(℃)	水温(℃)	吸水時間(分)	水切り方法	水切り時間(分)	容器重量(g)	吸水後*全体重量(g)	吸水後重量(g)	**重量変化率(倍率)	もどしの適否
考察	*吸水後重量(g) ＝ 全体重量 － 容器 **重量変化率(倍率) ＝ $\dfrac{吸水後重量}{乾物重量}$												

| Ⅲ章 | 給食の運営のための実験 | 2 品質管理 * * * * |

2-(3) 付着水が調理・調味におよぼす影響

洗浄による付着水の標準化

　大量調理では，食品の量が多く，洗浄による付着水が多くなりやすいため十分に水切りを行う必要がある。洗浄後の水切りが不十分だと，付着水により，加熱条件や調味濃度に影響を及ぼしてしまう。以下に例を挙げる。

① 生野菜の場合，水っぽく歯触りがわるくなり，調味後の野菜からの放水量も多くなってしまう。

② 加熱操作の場合は，付着水の多い食材を炒めると，炒め油の温度が低下し，炒め時間が長くなり，水っぽい仕上がりとなる。

③ 茹でる際も付着水が多いと，食材投入により温度が低下し，温度回復に時間がかかる。

④ 葉菜類（ほうれんそうなど）は，塩茹でした後のしぼり加減が塩味のつき方，あくの抜け方に関係する。食材によって，しぼり加減を標準化することで，味を一定に仕上げることが重要である。

　以上のことから，付着水の増加は，仕上がりの品質を低下させるだけではなく，作業効率も低下させることに繋がる。洗浄後の付着水は野菜類で20〜30％である。そこで，洗浄後の付着水を減少させ標準化する方法として，以下の点に気をつける。

① 洗浄作業後は，水が自然に切れるように食材をざるに上げる。

② 水切り時間は付着水の量が一定になるようにする。

③ 水切りの際，ざるの食材を振とうする。

④ 場合によっては脱水機を利用する。

⑤ 実際に食材を洗浄し，経過時間に伴い付着水がどのように変化するか，計量し標準化するとよい。

●付着水率の調査表の作成（表Ⅲ-4）

① 食品を洗浄する前に全体重量（食材＋器）を計量する。

② 食品を洗浄し，経過時間に伴う洗浄後全体重量（食材＋器）を計量する。

③ 経過時間に伴う付着水重量（洗浄後全体重量－洗浄前全体重量）を算出し

付着水率（％）＝ 付着水重量÷食品重量×100

を計算し，記入する。

　付着水は洗浄などによる下処理の場合が多いが，油ぬきの場合もその後の調理工程への影響が大きいため，計量し標準化を実施する。

調理操作による食品への付着水率

食　品	重　量	付着水率		備　考
		平均	最少〜最大値	
米	2.3〜4.0 kg 5.5〜5.6 kg	10.0％ 11.5％	9.0〜10.6％ 9.0〜18.0％	洗米後の米重量であり米への吸水量も含まれる。
もやし	2.5 kg	12.9％	8.0〜14.8％	加熱調理用として洗浄後
キャベツ	2.0 kg	23.0％		生物として，衛生的な洗浄後
えのきだけ	0.83 kg	54.5％		加熱調理用として洗浄後
ぶなしめじ	0.85 kg	72.8％		加熱調理用として洗浄後
油揚げ	0.15 kg 0.30 kg	90.0％ 71.6％		油ぬきの調理後

資料：十文字学園女子大学　給食経営管理学研究室データより

＊ ＊ ＊ ＊ 付着水が調理・調味におよぼす影響

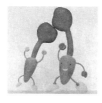

付着水率の把握

加熱調理，調味などに影響を与える付着水率を把握しよう。

表Ⅲ-4　付着水率

食品名		洗浄後経過時間　（分）					
		重　量　（g）	洗浄後全体				
			付着水				
洗浄前全体重量　（g）		付着水率　（％）					
器重量　　　　　（g）		付着水／（洗浄前全体－器）×100					
食品名		洗浄後経過時間　（分）					
		重　量　（g）	洗浄後全体				
			付着水				
洗浄前全体重量　（g）		付着水率　（％）					
器重量　　　　　（g）		付着水／（洗浄前全体－器）×100					
食品名		洗浄後経過時間　（分）					
		重　量　（g）	洗浄後全体				
			付着水				
洗浄前全体重量　（g）		付着水率　（％）					
器重量　　　　　（g）		付着水／（洗浄前全体－器）×100					
食品名		洗浄後経過時間　（分）					
		重　量　（g）	洗浄後全体				
			付着水				
洗浄前全体重量　（g）		付着水率　（％）					
器重量　　　　　（g）		付着水／（洗浄前全体－器）×100					
食品名		洗浄後経過時間　（分）					
		重　量　（g）	洗浄後全体				
			付着水				
洗浄前全体重量　（g）		付着水率　（％）					
器重量　　　　　（g）		付着水／（洗浄前全体－器）×100					
食品名		洗浄後経過時間　（分）					
		重　量　（g）	洗浄後全体				
			付着水				
洗浄前全体重量　（g）		付着水率　（％）					
器重量　　　　　（g）		付着水／（洗浄前全体－器）×100					

■2　品質管理

| Ⅲ章 | 給食の運営のための実験 | 2 品質管理 * * * * |

2-(4) 調理前後の重量変化と水分蒸発率

●汁物, 煮物の場合（水分量の多い場合）

大量調理においては, 少量調理に比べて水の蒸発が少ない。そのため, 煮物や炒め煮などの料理の加水量は, 少量調理より10～20％控える。汁物は出来上がりの水分量に蒸発量を加えて調理する。

蒸発量は加熱機器, 加熱温度, 加熱時間を標準化することにより, 予測することができるので, あらかじめ実測しておく。また, 調理後も, 保温中に蒸発が進み提供開始時には全体量の減少に伴い蒸発率が高くなるので, 配膳中はできるかぎりふたをするなどの工夫をする。

調理上のポイントは, 沸騰までは強火にし, 沸騰後は火力を調節し, 食材に適した加熱状態を維持することである。特に大量調理では8割ほど煮たところで火を消し, 余熱を利用することが有益である。ただし, 衛生管理の視点も併わせて判断する。

●焼き物, 炒め物の場合（水分量の少ない場合）

スチームコンベクションオーブンや焼き物機など, 機種により熱伝達効率が異なるため, 機種ごとに加熱温度, 時間などを標準化しておく。

焼き物：焼き物の焼き上がりの重量減少はおもに水分の蒸発や流出によるものである。重量減少が多くなると, 栄養素や脂, 肉汁などが流失し, ぱさぱさした味になる。

調理前後の重量変化が少ないほうがおいしく仕上がる。

炒め物：炒め操作は, 熱伝導率の高い材質の鍋を用いて火力を強くし, 少量の油で食材を高温短時間で加熱する。食材の水分が蒸発し油が浸透することで風味がよくなる。大量の食材を一度に入れると温度上昇が緩慢となり撹拌を激しくしないと蒸し煮のような仕上がりになるので, 材料の水切りをしっかり行い, 1回に炒める量をできるだけ少なくする。

炒め物の油の量

種　類	材料に対する油の量（％）
和風炒め煮	3～5
ムニエル	4～5
チャーハン	5～6
野菜ソテー	3～5
中国風炒め物	5～10
かに玉	13～15
中国風炒り卵	13～15

資料：日本食品標準成分表2015年版（七訂），（女子栄養大学出版部）

●調理に伴う水分蒸発率を把握する

表Ⅲ-5の作成手順について説明する。

① 「料理名または食品名」, 「調理前食品重量（g）」, 「調味料重量（g）」を記入する。

② 水分蒸発率は加熱方法により異なるため, 「加熱方法」を記入する。

③ 「加熱時間（分）」と「中心温度（℃）」の欄は, 経時的に記入する。

④ 「鍋を含む調理前重量（g）」と「鍋を含む調理後重量（g）」を記入し, 「重量変化（g）」は以下の式を用いて算出し, 記入する。

重量変化（g）＝鍋を含む調理前重量（g）－鍋を含む調理後重量（g）

値がマイナスになった場合は調理後の重量が増加したことを表す。

⑤ 「水分蒸発率（％）」は, ④で求めた「重量変化（g）」と「調理前食材重量（g）＋調味料重量（g）」を用い, 以下の式により算出する。

水分蒸発率（％）＝重量変化（g）÷調理前食品重量（g）＋調味料重量（g）

調理前後の重量変化と水分蒸発率

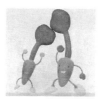

水分蒸発率の把握

調理操作による加熱条件を記録し，加熱による食品の重量変化を捉え，水分蒸発率を計算してみよう。

表Ⅲ-5 加熱条件と水分蒸発率の表

調理名または食品名	加熱方法						
調理前食品重量 _____(g) 調味料重量 _____(g)	加熱時間(分)						
	中心温度(℃)						
	鍋を含む調理前重量(g)						
	鍋を含む調理後重量(g)						
	重量変化(g)						
	水分蒸発率(％)						
	増減／(調理前食材＋調味料)						

調理名または食品名	加熱方法						
調理前食品重量 _____(g) 調味料重量 _____(g)	加熱時間(分)						
	中心温度(℃)						
	鍋を含む調理前重量(g)						
	鍋を含む調理後重量(g)						
	重量変化(g)						
	水分蒸発率(％)						
	増減／(調理前食材＋調味料)						

調理名または食品名	加熱方法						
調理前食品重量 _____(g) 調味料重量 _____(g)	加熱時間(分)						
	中心温度(℃)						
	鍋を含む調理前重量(g)						
	鍋を含む調理後重量(g)						
	重量変化(g)						
	水分蒸発率(％)						
	増減／(調理前食材＋調味料)						

調理名または食品名	加熱方法						
調理前食品重量 _____(g) 調味料重量 _____(g)	加熱時間(分)						
	中心温度(℃)						
	鍋を含む調理前重量(g)						
	鍋を含む調理後重量(g)						
	重量変化(g)						
	水分蒸発率(％)						
	増減／(調理前食材＋調味料)						

■2　品質管理

Ⅲ章　給食の運営のための実験　　　2　品質管理

2-(5)　炊飯工程における重量変化

大量調理における炊飯

炊飯は主食としての基本的な調理である。大量調理においては，米の計量，洗米，加水，浸漬，加熱，蒸らしの各過程でさまざまな機器類を使って行うことが多い。大量調理ならではの特徴があるため，一般的な炊飯の方法とは異なることがあるが，炊飯の原理は同じである。すなわち，米の水分は約15％であるが，これに適量の水を加えて加熱することによりでんぷんを糊化させ，最終的に約65％の水分を含む飯にすることである。

したがって，大量調理の炊飯工程における重量変化の挙動を把握しておくことが重要である（表Ⅲ-6）。

実際には，炊飯工程における重量変化を測定し，大量調理に適した炊飯条件を検討する。

●炊飯工程におけるポイント

① 計　量

大量調理の場合，米および水の計量は重量で行う。

② 洗　米

洗米は洗米機が使用される場合が多い。洗米時間が長すぎると米が砕けやすくなるため注意が必要である（無洗米を利用することもある）。

③ 加　水

米は洗米中も吸水するため，洗米による吸水量を配慮して加水量を決定する。

また，炊飯中の蒸発量も配慮する。蒸発量は炊飯機の種類や材質，炊飯量，加熱時間によっても異なるので，あらかじめ蒸発量を測定して標準化しておくとよい。

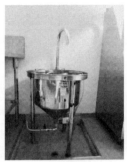

洗米機

④ 浸　漬

米は硬い外皮におおわれているため，あらかじめ水に浸漬させることにより十分に吸水させておくとでんぷん粒は加熱により糊化しやすくなる。2時間浸漬すると水が中心部まで取り込まれ，吸水が平衡状態に達するため，浸漬は30分間以上2時間程度が目安である。

⑤ 加　熱

大量調理では，沸騰に至るまでの時間管理が特に重要である。大量炊飯になると沸騰までに長時間を要し，少量炊飯に比べて蒸発量も少なくなる。一方，加熱後は保温効果が大きく，消火後の温度降下が遅いため，余熱を利用することができる。

●炊飯工程におけるポイント

一般的に，洗米中に米重量の約10％分の水が吸水・付着される。

加水量は少量調理では米の重量の1.5倍であるが，大量調理の場合は洗米中の吸水量や加熱中の蒸発量をふまえて，米重量の1.2～1.4倍とする。

堅型炊飯器の場合，飯5～6kgの炊飯中の蒸発量は米の重量の約10％である。施設の炊飯器により，加熱中の蒸発量が異なるため，常に重量を計測するとよい。

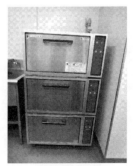

堅型自動炊飯器

＊ ＊ ＊ ＊ 炊飯過程における重量変化

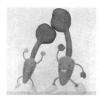

炊飯工程における重量変化の記録

炊飯工程に伴う重量変化の挙動を把握して，重量変化表を記録しよう。

〔釜1〕

表Ⅲ-6 重量変化表

計量	米の重量	ざるの重量	釜の重量	加水量	加水量 （米に対する倍率）
⇩	g	g	g	g	倍

洗米	洗米時間	洗米後の重量 （米＋ざる）	洗米による 吸水量	洗米による 吸水率	
⇩	分	g	g	％	

浸漬	浸漬時間	浸漬後の重量 （米＋ざる）	浸漬による 吸水量	浸漬による 吸水率	
⇩	分	g	g	％	

加熱	炊飯時間	炊飯前の重量 （米＋釜）	炊飯後の重量 （米＋釜）	炊飯中の 水分蒸発率	炊飯後の 重量変化
	分	g	g	％	倍

〔釜2〕

表Ⅲ-6 重量変化表

計量	米の重量	ざるの重量	釜の重量	加水量	加水量 （米に対する倍率）
⇩	g	g	g	g	倍

洗米	洗米時間	洗米後の重量 （米＋ざる）	洗米による 吸水量	洗米による 吸水率	
⇩	分	g	g	％	

浸漬	浸漬時間	浸漬後の重量 （米＋ざる）	浸漬による 吸水量	浸漬による 吸水率	
⇩	分	g	g	％	

加熱	炊飯時間	炊飯前の重量 （米＋釜）	炊飯後の重量 （米＋釜）	炊飯中の 水分蒸発率	炊飯後の 重量変化
	分	g	g	％	倍

III章　給食の運営のための実験　　2　品質管理

2-(6) エネルギー量に影響をおよぼす吸油率

揚げ物の栄養価計算

　大量調理で揚げ物の栄養価計算をする場合，吸油量を考慮する必要がある。一般に，吸油量は揚げ物の種類や材料により異なる。また，表面積の違いや1回の食材投入量，油の劣化度，温度，揚げ時間などにも影響される。

　揚げ油の温度はおおむね140～180℃で，肉や魚は高温短時間で，野菜やいも類は低温で揚げる。食材から脱水した水分の気化熱によって揚げ油の温度は下がりやすいことに加えて，油の分量，1回の食材投入量などにも関係し，大量調理ではそれらの影響が大きい。また，大量調理では，かき揚げの衣は野菜から水分が出るため最初は水を入れず，具に粉を振り入れて混ぜ合わせてから，衣の様子をみて水を入れる。

- 揚げ物の種類別吸油率記録表（表III-7）
  ① 揚げ物の種類を記入し，鍋に油を入れ全体重量を量っておく。
  ② 揚げ終わった後の鍋と油の重量を量り，吸油量を算出する。
  ③ 吸油率は
  $$\text{吸油量(g)} \div \text{吸油前の重量(食品＋衣の量)(g)} \times 100$$
  で算出する。

揚げ物の吸油率

種　類	材料に対する吸油率(%)
素揚げ	3～15
から揚げ	5～12
てんぷら	10～25
フリッター・フライ	8～20
はるさめ揚げ	35

出典：映像で学ぶ調理の基礎とサイエンス，学際企画（2015）

- 油の処理は，油かすをよく取り，冷暗所に保管する。
- 揚げ油はさし油をして繰り返し使用する。
- 油の劣化速度は，食品の種類，揚げ物の種類，揚げ温度，揚げ時間，フライヤーの型式などにより異なる。
- 油の使用限界は酸価0.4～0.5が目安である。
- 定期的に使用後の油の酸価（表III-8）を調べてみる。
- 油の劣化判定には加熱油脂劣化度判定用試験紙を用いる。しかし，実際には油の色，泡立ち，油切れ，使用回数などにより使用限界を判断する場合が多い。

- 油の劣化判定表

測定レンジ(AV)	0	1	2	3	4
変　色	青	青緑	緑	黄緑	黄

出典：ニッコクトラスト技術研究室編：『新版集団給食実務必携』，建帛社（1995）

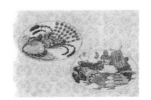 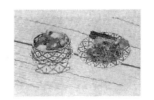

＊＊＊＊ エネルギー量に影響をおよぼす吸油率

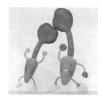

料理別吸油率の記録

揚げ物の種類や材料を考えながら，吸油率を記録しよう。また，油の酸化状態を調べよう。

表Ⅲ-7　吸油率

料理名	食品名	揚げ物の種類	油の温度(℃)	揚げ時間(分)	食品重量(g)	揚げ衣(g)	油＋鍋重量(g)	吸油量(g)(全体重量－使用後の油と鍋の重量)	吸油率(％)

表Ⅲ-8　油の酸価

油の商品名：	AV（mg/g）	調理法：	油の使用重量：
製造業者：	加熱前：	食　品：	加熱温度：
開封日：	加熱後：	食品の重量：	加熱時間：
品質保持期限：		揚物の衣重量：	

■2　品質管理　　65

III章 給食の運営のための実験　　2　品質管理

2-(7) 調味濃度（調味パーセント）

食塩濃度，糖度，酸度の測定

　大量調理は，使用する調味料が大量なので必ず計量を行う。調味料は常に重量で量るが，水や比重の小さい液体，少量の粉，香辛料などは容量で計量することがある。

　調味料を使用する際には，食材重量あるいは水量に対する割合（調味パーセント）を用いる。このように調味濃度を数量化し，調味作業を標準化することが可能となり，味を一定に仕上げることができる。数量化には塩分計，糖度計，pHメーター，温度計を用いて，ちょうどよい味（塩辛さ，甘さ，酸っぱさ），品温，室温を実施献立に記録する。正確に調味された料理を繰り返し味わい，感覚で覚えることも必要である。

　なお，調味料は初めから全量を添加せず，味を確かめながら量を加減する。

$$使用する調味料の重量(g) = 食材重量(g) \times \frac{調味濃度}{100}(\%)$$

食塩濃度・糖濃度の基準

食　材	食塩濃度(%)	食　材	糖濃度(%)
濃口しょうゆ	15〜16	みりん	31.5
みそ(辛口)	10〜12	プディング，ゼリー	10〜12
みそ(甘口)	5	シロップ	50〜60
吸物，スープ	0.6〜0.8	飲み物	8〜10
和え物，酢の物	1.0〜1.2	和え物，酢の物	3〜7
煮物	1.2〜1.5	煮物	3〜5
漬物(即席漬)	1.5〜2.0	煮豆	50〜100

● 調味濃度の記録表（表III-9）の作成
① 使用するしょうゆ，みりん，食酢についてそれぞれ塩分計，糖度計，pHメーターを用いて濃度を計測し記入する。
② 調味料を用いて調理した料理について，それぞれ塩分計，糖度計，pHメーターを用いて濃度を計測し記入する。
③ 使用した調味料の重量および全体の重量を記入する。
④ 調理に用いた食材名と各重量も併せて記入する。

〈参考〉

　病院給食の朝食，昼食，夕食と学校給食の料理分類別の食塩相当量を右の図に示した。

　朝食は汁物，昼食は主菜，夕食は副菜，学校給食(昼食)では汁物に食塩相当量が最も多いことが示されている。一方で，主食は，病院給食と学校給食のいずれも昼食における主食の食塩相当量が高く，味付けご飯やパンの献立が推察できる。

　料理の食塩相当量は，献立内で料理分類別の差が大きいほど塩味に満足するのではないだろうか。

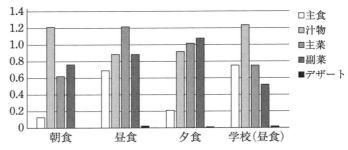

第12回日本給食経営管理学会学術総会 発表 名倉秀子ら平成28年より

＊ ＊ ＊ ＊ 調味濃度（調味パーセント）

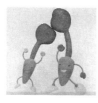

調味濃度の記録

調味濃度（食塩濃度，糖度，酸度）を測定し記録しよう。

表Ⅲ-9 調味濃度

● 食塩濃度

しょうゆ　　　　　　　％	商品名：　　　　　　製造業者： 開封日：　　　　　　品質保持期限：
汁　物 　　　　　　　　　　％	調製した重量（全体）　　　　　　kg 使用した食品と重量
液状のもの 　　　　　　　　　　％	調製した重量（全体）　　　　　　kg 使用した食品と重量

● 糖　度

みりん　　　　　　　％	商品名：　　　　　　製造業者： 開封日：　　　　　　品質保持期限：
液状のもの 　　　　　　　　　　％	調製した重量（全体）　　　　　　kg 使用した食品と重量

● 酸　度

食　酢　　　　　　　％	商品名：　　　　　　製造業者： 開封日：　　　　　　品質保持期限：
液状のもの 　　　　　　　　　　％	調製した重量（全体）　　　　　　kg 使用した食品と重量

Ⅲ章	給食の運営のための実験	2 品質管理 ＊ ＊ ＊ ＊

2-(8)　数種のゲル化剤による生産管理

各種ゲル化剤の特徴

近年，さまざまなゲル化剤が開発され，それぞれのゲル化剤の特徴を活かしたゲル状食品が市販されている。加えて，高齢者用介護食品のとろみづけなどにも活用されている。右のページのゲル化剤の違いによるゼリーの比較表を記入しよう（表Ⅲ-10）。

寒天：海藻抽出物で，その水溶液は常温でゲル化する。また粉末寒天は吸水膨潤が高く，完全に溶解するので裏ごしをする必要がないため，調理操作が簡単で大量調理に向く。
　寒天ゲルは脆く歯切れのよいつるんとした口当たりが特徴である。濃度は通常0.5〜1％で，低濃度ほど透明度がよいが，離漿（りしょう）しやすい。寒天は食物繊維であり，積極的な摂取が望ましいが，融解温度が高いので口のなかでバラバラになりやすく，嚥下困難者には高濃度での使用は適していない。

ゼラチン：たんぱく質で，凝固温度が低いため，氷や冷蔵庫で長時間冷却する必要がある。また室温で融解するため配膳温度に気をつけなければならない。
　ゼラチンゲルは透明感が高く，弾力性に富み，融解温度が体温程度であるため口溶けがよくなめらかである。離漿はほとんど認められない。たんぱく質分解酵素を含む生の果汁（パイナップルなど）を加えると，ゲル化しなくなる。

カラギーナン：（商品名：アガー）は海藻抽出物で，水に5〜10分浸漬し吸水・膨潤させた後に加熱し約70℃で溶解させる。凝固温度は37〜45℃，融解温度は50〜55℃で，室温でも融解しないため，給食のテーブルゼリーに向いている。ゼラチンと寒天の中間的なテクスチャーで，粘弾性があり，透明度が高い。
　カラギーナンにローカストビーンガム（マメ科の種子抽出物，難消化性多糖）を混合し，より粘弾性に富んだゲルを形成する商品も市販されている。

各種ゲル化剤の特徴

品　名	由　来	特　徴
寒　天	テングサ，オゴノリなどの紅藻類から抽出される多糖類	一般的に冷水には膨潤するが，溶解はしない。完全溶解するには煮沸が必要だが，80℃の熱湯で溶ける即溶性タイプもある。低濃度でしっかりしたゲルを形成する。和菓子の原料としてよく利用される。
ゼラチン	動物（牛，豚）の骨，皮の主成分であるコラーゲンを精製，抽出して得られるたんぱく質	ゲルは口中で溶けるなめらかな食感。強力な保護コロイド性をもつために，乳化安定剤，気泡の安定剤としても利用される。従来のゼラチンに比べ約半分の時間で固まる介護食用ゼラチンもある。
カラギーナン	紅藻類から抽出される多糖類	構造によりκ, ι, λの3タイプある。λはゲル化しない。
ローカストビーンガム	地中海沿岸で栽培されるカロブ豆より抽出される多糖類	カラギーナン（κタイプ）との相乗効果に優れており，食感を向上させるはたらきをもつ。

＊＊＊＊＊ 数種のゲル化剤による生産管理

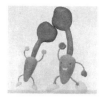

ゲル化剤の違いによるゼリーの比較表の作成

実際に粉寒天，粉ゼラチン，カラギンナンのゲル化剤を用いてみかんゼリーを50〜100食調製し，それぞれのゲル化剤の特徴と生産管理を理解する。

表Ⅲ-10　ゼリーの比較表

1. ゲル化剤の違いによるゼリーの比較
異なるゲル化剤を用いてみかんゼリーを調製する。

（室温：　　　　）

調製項目	ゲル化剤	粉寒天	粉ゼラチン	カラギーナン
ゲル化剤	重量 g（％）	g（0.5％）	g（2％）	g（1.6％）
グラニュー糖	重量 g（％）	g（12％）	g（12％）	g（12％）
水	重量 g（％）	g（40％）	g（40％）	g（40％）
みかん汁	重量 g（％）	g（40％）	g（40％）	g（40％）
レモン汁	重量 g（％）	g（6％）	g（6％）	g（6％）
出来上がりゼリー	重量 g	g	g	g
吸水膨潤方法				
凝固温度	℃	℃	℃	℃
分注の時間	分	分	分	分
凝固時間	分	分	分	分
凝固方法				

2. 品質評価
異なるゲル化剤で調理したみかんゼリーを比較し，各項目について順位を記入する。

項目	ゲル化剤	粉寒天	粉ゼラチン	カラギーナン
透明感				
硬さ				
口どけ				
甘味の強さ				
おいしさ				

| Ⅲ章 | 給食の運営のための実験 | 2　品質管理　＊＊＊＊ |

2-(9)　真空調理法による生産管理

真空調理とは

　真空調理とは，食品を生のまま，あるいは下処理をした後，調味液とともに真空袋に入れて真空包装し，スチームコンベクションオーブン，または湯煎(60〜98℃)で加熱し，その後タンブルチラー(氷水冷却機)またはブラストチラー(冷風冷却機)を用いて90分以内に中心温度を3℃以下に急速冷却する。これを−1〜3℃で低温保存，または冷凍保存し，提供時に袋のままスチームコンベクションオーブン，または湯煎などで中心温度75℃以上，1分間以上の加熱を行う方法である。真空調理とその他の調理法で調理したりんごのコンポートの品質を比較し，表Ⅲ-11に記入してみよう。

真空調理のメリットとデメリット

　真空調理のメリット：真空包装しているため熱伝導がよく，素材のもつ風味を活かし，均一な味に仕上がり，品質管理がしやすい。密封したフィルムのなかで調理するため，長時間加熱しても水分の蒸発がなくロスが少ない。また旨味を逃がさず，煮詰まりや焦げつき，煮くずれがなく，調味液の浸透もよくなる。酸化による変質や二次汚染の可能性が低いのも特徴である。保存期間を調整することで計画調理が可能となり，マニュアル化により誰でも確実に調理ができ労務管理が容易となる。

　真空調理のデメリット：前処理を施して真空包装機にかける手間と費用がかかること，加熱に時間がかかること，嫌気性細菌が繁殖するおそれがあることなどが挙げられる。

● りんごのコンポートの真空調理

〈材　料〉　りんご　　　　　　9個　（3個を3種の調理方法で比較）
　　　　　　水　　　　　　　　りんごの40%　┐
　　　　　　グラニュー糖　　　りんごの20%　├加熱して溶解し，シロップを作る。
　　　　　　レモン汁　　　　　りんごの10%　┘

〈方　法〉　①　りんごは同じ大きさ，形になるように6等分のくし形に切り，各りんごを計量する。各りんごの重量に合わせ，他の材料を計量する。

　　　　　　②　**真空調理**：水とグラニュー糖を混ぜ，電子レンジで加熱溶解し，シロップをつくる。レモン汁を加えたシロップとりんごを真空袋に入れ，真空包装する。スチームコンベクションオーブンで85℃，20分間加熱し，ブラストチラーまたは氷水中で急冷する。
　　　　　　　　スチームコンベクションオーブン：ホテルパンにシロップを入れ，りんごとレモン汁を入れふたをし，中心温度が75℃で1分以上の加熱をする。火からおろし冷めるまでふたをして蒸らす。
　　　　　　　　電子レンジ：耐熱皿にりんごとシロップ，レモン汁を600Wの電子レンジで2分加熱し，裏返してさらに2分加熱し，冷ます。加熱時間は様子をみて調整する。

　　　　　　③　各調理工程について，加熱時間および加熱条件を記録する。

　　　　　　④　それぞれの出来上がりについて，りんごおよびシロップ量を計量し，蒸発率を計算する。また，中心温度と糖度を測る。

　　　　　　⑤　調理方法の違いによるりんごのコンポートの出来上がりを比較し，評価を行う。

70　Ⅲ章　給食の運営のための実験

真空調理法による生産管理

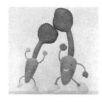

調理法の異なるりんごのコンポートの品質の評価

真空調理で調理したりんごのコンポートと他の調理方法(スチームコンベクションオーブン,電子レンジ)で調理した品質を比較検討してみよう。

表Ⅲ-11 調理工程の把握および品質

1. りんごのコンポートの調理条件
出来上がりについて調理方法ごとに下記の表に記入する。

項　目 ＼ 調理方法	真空調理	スチームコンベクションオーブン	電子レンジ
りんごの重量	g	g	g
シロップの重量	g	g	g
加熱時間	分　秒	分　秒	分　秒
加熱条件	℃	℃	W
出来上がり　りんごの重量	g	g	g
出来上がり　シロップの重量	g	g	g
出来上がり　中心温度	℃	℃	℃
出来上がり　蒸発率	%	%	%
出来上がり　糖度	%	%	%

2. 品質評価
3種の調理方法で調理したりんごのコンポートを比較し,各項目について順位を記入する。

項　目 ＼ 調理方法	真空調理	スチームコンベクションオーブン	電子レンジ
分析型　色			
分析型　透明感			
分析型　硬さ			
分析型　歯切れ			
分析型　甘味			
分析型　酸味			
嗜好型　風味			
嗜好型　おいしさ			

Ⅲ章	給食の運営のための実験	2 品質管理 ＊ ＊ ＊ ＊

2-(10)　個別対応へむけた献立の展開（軟菜食，流動食）

調理方法の工夫

　病院や高齢者福祉施設などで，特別な栄養・食事療法を必要としない入院患者や入所者には個々人の摂食能力や消化能力に合わせて調理方法を工夫する。また，高齢者施設では食事は1日の生活における楽しみの一つであるので，形状や色彩，季節感などを意識した盛り付けにも配慮する。ポイントを表Ⅲ-12に記入しよう。

摂食機能に対応した食形態・調理形態の分類

形態　区分	Ⅰ　やわらか食	Ⅱ　やわらか 一口食	Ⅲ　やわらか つぶし食	Ⅳ　やわらか ゼリー・とろみ食
形　　状	常食タイプ	1〜2cmにカット	不均質ゾル・ゲル	やわらかい 均質ゾル・ゲル
摂食　機能	概ね良好 何でも食べられるが，硬いもの大きいものは食べにくい。	噛む力が低下。硬いものや大きいものは，食べにくい。食物の認知・口腔へのとり込み困難	ほとんど，噛めないために，噛まずに飲み込んでしまう。食塊の咽頭への移送が困難	口唇が閉じ難いために，口中へのとり込みおよび食塊形成が困難 時々むせがあり飲み込むのに時間がかかる。
	咀しゃく・えん下機能正常	咀しゃく機能低下		えん下機能低下
調理　形態	ある程度の歯ごたえは残すが，やわらかく調理する。	やわらかく調理したものを，一口大または熟煮する。	舌でつぶせる硬さにほぐすまたはつぶして，とろみ調整食品でまとめる。 （舌でつぶせるやわらか食）	舌で軽くつぶすことができる硬さの均質な，なめらかなゼリー状，ペースト状
ユニバーサルデザインフードの分類	区分1 容易にかめる。	区分2 歯ぐきでつぶせる。	区分3 舌でつぶせる。	区分4 かまなくてよい。

資料：「改訂新版　あすの健康と調理−食を通して豊かなLife styleを−」，アイ・ケイコーポレーション

食品形態の名称および形状

名　　称	形　　状
一口大きざみ	2cm角程度にカット
粗きざみ	1.5cm角程度にカット
きざみ	0.5〜1cm角程度にカット
極きざみ	ごく細かいみじん切り
ペースト	粒がなくベトベトした状態
ミキサー	粒がなくサラサラした状態，水分を多く含む
とろみ	増粘剤を用いて液体をもったりさせた状態
ゼリー	きざみ食やミキサー食をゼリー状に固めたもの

資料：「全施設における臨地実習マニュアル［給食経営管理・給食の運営］」，建帛社

個別対応へむけた献立の展開（軟菜食，流動食）

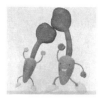

基本食から軟菜食への展開

食形態別に調理方法を工夫し，表Ⅲ-12にポイントを記入しよう。

表Ⅲ-12 基本食から軟菜食への展開

食形態	常菜食	軟菜食			流動食
	基本食	やわらか食	一口大食	つぶし食	ゼリー・とろみ食
主食	ご飯 水(米の1.5倍)	やわらかご飯 水(米の重量の1.8〜2倍)	全粥 水(米の重量の5.5倍)	全粥 水(米の重量の5.5倍)	ミキサー粥 ゼリー
主菜	魚の蒸し焼き				
副菜	煮物				
副菜	ほうれんそうのおひたし				
汁物	みそ汁				
デザート	果物				

常菜食：特別な制限はなく，健常者と同様に喫食できる。
軟菜食：主食は全粥，七分粥，五分粥，三分粥など
副菜は喫食者の摂取能力や消化能力に応じて，きざみ，裏ごし，とろみなどの調理の工夫を行う。
流動食：流動状のもので，食物残滓や機械的刺激の少なく，消化吸収のよいもの

Ⅲ章　給食の運営のための実験　　3　衛生管理

3-(1)　食品，手指などの衛生管理

細菌数検査

- ペトリフィルムにより大腸菌群数および一般生菌数を検査する（表Ⅲ-13）。

〈食品〉
① 調理前と調理後に行う。
② 品質検査専用に滅菌した器具を使用する。

　厨房内において食材10gを滅菌容器に採取し，クリーンベンチ内にて食材を包丁で細かく刻み，滅菌生理食塩水を10mL加え，ホモジナイザーにかけて，希釈する（A）。

　あらかじめ試験管に滅菌生理食塩水を9mL分注しておき，そこに希釈したサンプルAを1mL加える（B）。滅菌生理食塩水9mLにサンプルBを1mL加える（C）。この操作を繰り返してサンプルDを作成する。

　　　A：2倍希釈液
　　　B：2×10倍希釈液
　　　C：$2×10^2$倍希釈液
　　　D：$2×10^3$倍希釈液

　各サンプル液をペトリフィルムに滴下し，35～37℃のインキュベーターにおいて24時間以上培養する。その後，コロニー数をかぞえ，希釈倍率をかけて生菌数を算出する。

$$コロニー数×希釈倍率＝食品1g当たりの生菌数$$

〈手指・食器・調理器具など〉
① 手指は手洗い前と手洗い後に行う。
② 包丁・まな板については殺菌庫から出した直後（使用前）と殺菌庫に入れる直前（使用後）に行う。

　検査したい対象に対して滅菌綿棒，または滅菌ガーゼで約10cm×10cmを目安にふき取り，それを滅菌生理食塩水に入れてよくすすぎ，サンプル液とする。

- フードスタンプ（寒天培地）による細菌検査法（表Ⅲ-14）
　寒天培地の種類を選ぶことによって，一般生菌（標準寒天），大腸菌群（X-GAL寒天），黄色ブドウ球菌（TGSE寒天），腸炎ビブリオ（TCBS寒天），サルモネラ（MLCB寒天）などが検出できる。

〈細菌数の判定〉

細菌数	判定	
1～29	軽度に汚染（+）	陽性
30～99	中等度に汚染（++）	陽性
100～	重度に汚染（+++）	陽性
細菌数0であれば		陰性

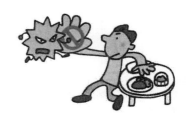

食品, 手指などの衛生管理

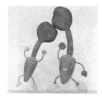

細菌数検査の記録

細菌数検査を実施してみよう。

表Ⅲ-13 食品の細菌検査(ペトリフィルム)

食品名:					採取部位:			
購入業者:					産　地:			
洗浄方法:					洗浄時間:			
調理法(加熱法):					使用器具・機器:			
加熱時間:					調理後の中心温度:			
一般生菌数(AC)	2倍	2×10^1	2×10^2	2×10^3	2×10^4	2×10^5	2×10^6	CFU/g
加熱前(洗浄後)	−							
加熱後		−	−	−	−	−	−	
Ecol および 大腸菌群数(EC)	2倍	2×10^1	2×10^2	2×10^3	2×10^4	2×10^5	2×10^6	CFU/g
加熱前(洗浄後)	−							
加熱後		−	−	−	−	−	−	

＊食材の採取部位は洗浄前, 加熱前, 加熱後でなるべく同じ部位にする。
＊加熱前の希釈倍率は連続した3点を用いる(基本2×10^1〜2×10^3とし, ミンチなどの場合は適宜さらに希釈)。

● 下処理室の温度・湿度と冷蔵庫・冷凍庫の温度

	作業開始時	時間後	時間後	時間後	作業終了後
下処理室温度(℃)					
下処理室湿度(%)					
冷蔵庫温度(℃)					
冷凍庫温度(℃)					

表Ⅲ-14 細菌数検査表

検査菌	検査項目	採取時の状態	陰 性	陽 性 1〜29 (＋) 軽度に汚染	陽 性 30〜99 (＋＋) 中等度に汚染	陽 性 100〜 (＋＋＋) 重度に汚染	判定結果に対する考察
大腸菌群							
黄色ブドウ球菌							

Ⅲ章	給食の運営のための実験	3　衛生管理　＊　＊　＊　＊

3-(2)　施設および従事者等の衛生管理

調理施設内の点検と評価

　調理施設内の環境を衛生的に保つためには，ねずみや昆虫などの侵入の防止，床面(排水溝を含む)，内壁，天井の洗浄・消毒などが必要である。また，ガス漏れ，施設・設備の破損，採光，照明，換気，温度，湿度，水質なども適切に保つことが必要である。

　衛生管理者(管理栄養士，栄養士)は「大量調理施設衛生管理マニュアル」の調理施設の点検表(表Ⅲ-15)に基づく点検作業を定期的に行い，施設の衛生について総合的に評価をする。改善が必要な場合は直ちに措置を講ずる。点検表は1年間保管し，常に適切な衛生管理の維持に努める。

●施設設備の管理

① 施設・設備は必要に応じて補修を行い，施設の床面(排水溝を含む)，内壁のうち床面から1mまでの部分および手指の触れる場所は1日に1回以上，施設の天井および内壁のうち床面から1m以上の部分は1月に1回以上清掃し，必要に応じて，洗浄・消毒を行うこと。施設の清掃はすべての食品が調理場内から完全に搬出された後に行うこと。

② 施設におけるねずみ，昆虫などの発生状況を1月に1回以上巡回点検するとともに，ねずみ，昆虫の駆除を半年に1回以上(発生を確認したときにはその都度)実施し，その実施記録を1年間保管すること。また，施設およびその周囲は，維持管理を適切に行うことにより，常に良好な状態に保ち，ねずみや昆虫の繁殖場所の排除に努めること。

　なお，殺そ剤または殺虫剤を使用する場合には，食品を汚染しないようその取扱いに十分注意すること。

③ 施設は，衛生的な管理に努め，みだりに部外者を立ち入らせたり，調理作業に不必要な物品等を置いたりしないこと。

④ 原材料を配送用包装のまま非汚染作業区域に持ち込まないこと。

⑤ 施設は十分な換気を行い，高温多湿を避けること。調理場は湿度80%以下，温度は25℃以下に保つことが望ましい。

⑥ 手洗い設備には，手洗いに適当な石けん，爪ブラシ，ペーパータオル，殺菌液等を定期的に補充し，常に使用できる状態にしておくこと。

⑦ 水道事業により供給される水以外の井戸水などの水を使用する場合には，公的検査機関，厚生労働大臣の登録検査機関等に依頼して，年2回以上水質検査を行うこと。検査の結果，飲用不適とされた場合は，直ちに保健所長の指示を受け，適切な措置を講じること。なお，検査結果は1年間保管すること。

⑧ 貯水槽は清潔を保持するため，専門の業者に委託して，年1回以上清掃すること。

　なお，清掃した証明書は1年間保管すること。

⑨ 便所については，業務開始前，業務中および業務終了後等定期的に清掃および消毒剤による消毒を行って衛生的に保つこと。

⑩ 施設(客席等の飲食施設，ロビーなどの共用施設を含む)において利用者等が嘔吐した場合には，消毒剤を用いて迅速かつ適切に嘔吐物の処理を行うことにより，利用者および調理従事者などへのノロウイルス感染および施設の汚染防止に努めること。

調理従事者等の健康管理と衛生管理

　衛生管理者は調理従事者等(臨時職員も含む)の健康管理，衛生管理も行う。健康管理については定期的な健康診断ならびに月に1回以上の検便検査を受けさせる。検便検査には腸管出血性大腸菌の検査を含め，必要に応じてノロウィルスの検査を含める。衛生管理については「大量調理施設衛生管理マニュアル」の従事者等の衛生管理点検表(表Ⅲ-16)に基づき定期的に点検作業を行う。改善が必要な場合は応急処置または計画的な措置を講ずる。

表Ⅲ-16　従事者等の衛生管理点検表　　　　　　　年　　　月　　　日

責任者	衛生管理者

氏　名	体調	化膿創	服装	帽子	毛髪	履物	爪	指輪等	手洗い

施設および従事者等の衛生管理

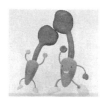

調理施設および従事者等の衛生管理点検表の記録

調理施設内の点検表および従事者等の衛生管理点検表に記録しよう。

表Ⅲ-15 調理施設の点検表

毎日点検

	点 検 項 目	点検結果
1	施設へのねずみや昆虫の侵入を防止するための設備に不備はありませんか	
2	施設の清掃は，全ての食品が調理場内から完全に搬出された後，適切に実施されましたか（床面，内壁のうち床面から1m以内の部分及び手指の触れる場所）	
3	施設に部外者が入ったり，調理作業に不必要な物品が置かれていたりしませんか	
4	施設は十分な換気が行われ，高温多湿が避けられていますか	
5	手洗い設備の石けん，爪ブラシ，ペーパータオル，殺菌液は適切ですか	

1か月ごとの点検

	点 検 項 目	点検結果
1	巡回点検の結果，ねずみや昆虫の発生はありませんか	
2	ねずみや昆虫の駆除は半年以内に実施され，その記録が1年以上保存されていますか	
3	汚染作業区域と非汚染作業区域が明確に区別されていますか。	
4	各作業区域の入り口手前に手洗い設備，履き物の消毒設備（履き物の交換が困難な場合に限る）が設置されていますか	
5	シンクは用途別に相互汚染しないように設置されていますか 加熱調理用食材，非加熱調理用食材，器具の洗浄等を行うシンクは別に設置されていますか	
6	シンク等の排水口は排水が飛散しない構造になっていますか	
7	全ての移動性の器具，容器等を衛生的に保管するための設備が設けられていますか	
8	便所には，専用の手洗い設備，専用の履き物が備えられていますか	
9	施設の清掃は，全ての食品が調理場内から完全に排出された後，適切に実施されましたか（天井，内壁のうち床面から1m以上の部分）	

3か月ごとの点検

	点 検 項 目	点検結果
1	施設は隔壁等により，不潔な場所から完全に区別されていますか	
2	施設の床面は排水が容易に行える構造になっていますか	
3	便所，休憩室及び更衣室は，隔壁により食品を取り扱う場所と区分されていますか	

〈改善を行った点〉
〈計画的に改善すべき点〉

資料：厚生労働省医薬食品局「大量調理施設衛生管理マニュアル」（平成9年：最終改正平成25年）

表Ⅲ-16 つづき

	点 検 項 目	点検結果
1	健康診断，検便検査の結果に異常はありませんか	
2	下痢，発熱などの症状はありませんか	
3	手指や顔面に化膿創がありませんか	
4	着用する外衣，帽子は毎日専用で清潔のものに交換されていますか	
5	毛髪が帽子から出ていませんか	
6	作業場専用の履物を使っていますか	
7	爪は短く切っていますか	
8	指輪やマニキュアをしていませんか	
9	手洗いを適切な時期に適切な方法で行っていますか	
10	下処理から調理場への移動の際には外衣，履き物の交換（履き物の交換が困難な場合には，履物の消毒）が行われていますか	
11	便所には，調理作業時に着用する外衣，帽子，履き物のまま入らないようにしていますか	
12	調理，点検に従事しない者が，やむを得ず，調理施設に立ち入る場合には，専用の清潔な帽子，外衣および履き物を着用させ，手洗いおよび手指の消毒を行わせましたか	立ち入った者 / 点検結果

〈改善を行った点〉
〈計画的に改善すべき点〉

資料：厚生労働省医薬食品局「大量調理施設衛生管理マニュアル」（平成9年：最終改正平成25年）

Ⅲ章　給食の運営のための実験　　4　作業管理

4　疲労度調査に基づく作業管理

　給食業務の従事者の疲労度は健康状態，作業の種類，強度や時間，労働環境などに関わる。疲労度を的確に把握することで作業効率の改善や従業員の健康管理，事故防止につなげることができ，作業管理と安全衛生管理を行うことができる。

　身体の疲労度をできるだけ正確に把握するためには，血液や尿の成分による生化学的検査などを併用することが考えられるが，当事者による自己点検が行われている。この場合は，自己管理できる簡便な様式を用いて調査を行う。

疲労自覚症状調査と評価

　疲労自覚症状調査は実習前後に行い比較することにより疲労度を評価する。とくに訴え数の多い人には十分な睡眠・休養・栄養などによる疲労回復と健康管理への配慮を促す。また，作業中の休憩や水分摂取を行う，高熱環境下での作業を短時間ローテーションにする，調理従事者の能力に余裕をもった献立作成を行うなど，全体の作業を常に見直し改善につなげることが重要である。

● 疲労自覚症状調査票を作成する

　疲労自覚症状調査票はねむけ感，不安定感，不快感，だるさ感，ぼやけ感の5つの群別について評価する。各設問項目おのおのを観察し，評価を行う。その後，以下の5つの群別に合計スコア（またはそれを5で除した平均値）を求め，群別に疲労状況を評価する（表Ⅲ-17）。

　　Ⅰ群　ねむけ感：ねむい，横になりたい，あくびがでる，やる気がとぼしい，全身がだるい

　　Ⅱ群　不安定感：いらいらする，考えがまとまりにくい，おちつかない気分だ，不安な感じがする，ゆううつな気分だ

　　Ⅲ群　不　快　感：気分がわるい，頭がおもい，頭がいたい，頭がぼんやりする，めまいがする

　　Ⅳ群　だるさ感：肩がこる，手や指がいたい，腕がだるい，腰がいたい，足がだるい

　　Ⅴ群　ぼやけ感：目がかわく，目がいたい，ものがぼやける，目がつかれる，目がしょぼつく

● 不快指数評価

　厨房内の作業環境状況については，不快指数で評価する。
　不快指数は，乾球温度と湿球温度を測定し，下記の式により算出する。
　算出結果は下記の表を参考に評価する。

〈計算式〉

$$不快指数 = 0.72 \times (t_D + t_W) + 40.6$$

t_D：乾球温度（℃）
t_W：湿球温度（℃）

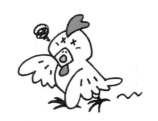

不快指数	状　態	不快指数	状　態
70以下	快　適	80.1～85	全員が不快
70.1～75	一部の人が不快	85.1以上	耐えられない
75.1～80	半数の人が不快		

出典：高木和男ほか『栄養指導のための調査・統計と効果判定法』医歯薬出版（1965）より引用

　時間を決めて測定して，作業管理に役立てるとともに，施設的な改善につなげる。

＊＊＊＊ 疲労度調査に基づく作業管理

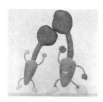

疲労自覚症状調査の記録

次の各群の項目について，どの程度あてはまるか5つの群別に分けた調査表の質問事項に答えてみよう。

〈作業前〉

1. 今朝の体調はどうですか？　　　　　　　良好　まずまず良好　やや不調　不調
「やや不調・不調」と答えた人は，その原因は？　病気(　　　　　)　睡眠不足　その他(　　　　　)
2. 昨晩の睡眠時間は何時間でしたか？　　　(　　　時間　　　分)
3. 朝食を食べてきましたか？　　　　　　　(はい　・　いいえ)

表Ⅲ-17　疲労自覚症状調査

群別	番号	症状	〈実習前〉	〈実習後〉	まったくあてはまらない	わずかにあてはまる	すこしあてはまる	かなりあてはまる	非常によくあてはまる
Ⅰ	1	ねむい			1	2	3	4	5
	2	横になりたい			1	2	3	4	5
	3	あくびがでる			1	2	3	4	5
	4	やる気がとぼしい			1	2	3	4	5
	5	全身がだるい			1	2	3	4	5
Ⅱ	6	いらいらする			1	2	3	4	5
	7	考えがまとまりにくい			1	2	3	4	5
	8	おちつかない気分だ			1	2	3	4	5
	9	不安な感じがする			1	2	3	4	5
	10	ゆううつな気分だ			1	2	3	4	5
Ⅲ	11	気分がわるい			1	2	3	4	5
	12	頭がおもい			1	2	3	4	5
	13	頭がいたい			1	2	3	4	5
	14	頭がぼんやりする			1	2	3	4	5
	15	めまいがする			1	2	3	4	5
Ⅳ	16	肩がこる			1	2	3	4	5
	17	手や指がいたい			1	2	3	4	5
	18	腕がだるい			1	2	3	4	5
	19	腰がいたい			1	2	3	4	5
	20	足がだるい			1	2	3	4	5
Ⅴ	21	目がかわく			1	2	3	4	5
	22	目がいたい			1	2	3	4	5
	23	ものがぼやける			1	2	3	4	5
	24	目がつかれる			1	2	3	4	5
	25	目がしょぼつく			1	2	3	4	5

資料：日本産業衛生学会産業疲労研究会(2002)を改編
注〕　実習後の5段階のチェックは該当する番号にカラーペンで○をつけてください。

■4　作業管理

| Ⅳ章 | 給食経営管理のための演習 | 1 経営管理 * * * * |

1-(1) 給食施設と経営目標

　給食施設とは，組織体(施設や企業)の理念に沿って，利用者や従業員に対して食事や食の空間を提供する施設のことである。

　給食施設は，営利の有無に関係なく，組織体に属し，その組織体には，医療施設，高齢者福祉施設，児童福祉施設，学校，事業所などがある。

経営理念と経営目標

　組織体の経営理念とは，組織体(施設や企業)が事業の目的を達成するために，モノやサービスを提供するときのプロセスや決定事項，また，どの職員にももっていてもらいたい設置者の「こうあるべき」という思いを示したものを指す。

　経営目標とは，事業目的を達成するために，継続的・計画的(短期目標，中期目標，長期目標など)に意志決定を行って実行に移すときの目標を指す。

●経営感覚をもち，働く意義

　組織体が人の生活の質を向上させるモノやサービスを提供するために，安定した経営を維持することが第一条件である。営利，非営利を問わず提供するモノやサービスの質は，対価として利用者からお金が支払われる。それを元手にさらに利用者のニーズに合わせたモノ作りやサービスが展開できる。そのため，組織体で働く職員全員は，経営理念や経営目標，自分の業務に至る経営感覚を身につけた業務を行うことが求められる。

●組織体(施設や企業)の種類により異なる経営理念と給食施設の経営目標

　組織体(施設や企業)サービスの根幹は，施設に定められている根拠となる法令により定められている。しかし，組織体(施設や企業)の設置者個々の理念はすべて同じではない。そこで，この演習では，インターネットにより，施設の情報を検索し，表Ⅳ-1に記入してみよう。

●検索，記載上の注意

　組織体(施設や企業)のHPは，表を満たすためのすべての情報がわかりやすく示されているとは限らない。長文をよく読み，その文意を要約する必要がある場合もある。

●記入の事例

　施設の種類：病院

　根拠法令(施設全体)：医療法，給食施設には健康増進法

　施設サービスの理念：疾病の治療

　施設サービスの対象者：入院，外来を問わず患者すべて

　施設サービスの提供者：病院職員，委託業者，医療機器，薬剤，食品などの外部業者

　給食施設の食事やサービスの提供者：栄養部門職員，給食受託会社職員，看護部門職員

　特定給食施設の対象者：給食を利用する入院患者

　特定給食施設の経営理念(施設側)：患者様の病態と嗜好を考慮したメニューを提供し，安全で満足のある食事と栄養相談を実践する。

　特定給食施設の経営理念(給食受託会社側)：衛生的であることはもちろん，常に調理技術や献立を見直し，患者様に喜ばれる食事の提供に努める。

80　Ⅳ章　給食経営管理のための演習

＊ ＊ ＊ ＊ 　給食施設と経営目標

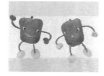

施設別の経営理念，給食施設の経営目標

インターネットにより各施設のサイトを検索し，施設の経営理念・給食理念を調べてみよう。

Ⅳ-1　施設の経営理念，給食の理念調査表

	医療施設	介護施設	高齢者福祉施設
施設の種類〔例〕			
根拠法令			
施設サービスの理念			
施設サービスの対象者			
施設サービスの提供者			
給食施設の食事やサービスの提供者			
特定給食施設の対象者			
特定給食施設の経営理念(施設側)			
特定給食施設の経営理念(給食受託会社可)			

	児童福祉施設	学　校	事業所
施設の種類〔例〕			
根拠法令			
施設サービスの理念			
施設サービスの対象者			
施設サービスの提供者			
給食施設の食事やサービスの提供者			
特定給食施設の対象者			
特定給食施設の経営理念(施設側)			
特定給食施設の経営理念(給食受託会社可)			

■1　経営管理

| **Ⅳ章** | 給食経営管理のための演習 | **1　経営管理** ＊＊＊＊＊ |

1-(2)　　給食のマーケティング（ヘルシーメニュー企画書作成）

　事業所（オフィス，工場など）給食は，福利厚生の一環として従業員の健康管理の食事提供とともに休息（仕事で疲れた心身を癒し，仕事への活力増強する）として実施している。事業所給食の営業活動を継続させるためには，一定時刻に集中する利用者をスムーズに回転させ，準備した給食（献立メニュー）を完売させるなど，短時間に効率よく運営することが重要である。

　給食は栄養品質のよい食事とサービスを提供し，利用者が信頼と安心をもって利用でき，その対価を支払うサイクルこそが安定的な経営につながっていく。また，期待される栄養管理の継続的な実現につなげることはいうまでもない。

　給食のメニューは，利用者にとって健康・栄養の専門的サービスに触れる機会であり，施設の栄養管理を評価する対象である。メニューはそれ自体に持続的な価値を見い出せないが，メニューに含まれる食の文化やトピックスなどにより感心が向き，購入意欲を喚起させる戦略が必要である。そのため，メニュー開発にマーケティングの手法を取り入れ具体的な計画をしておくことが必要である。以下の表の内容を参考にして，右の表Ⅳ-2の表を作成する（表Ⅳ-2）

現状把握	
根拠法	健康増進法，労働安全衛生法など根拠となる法令を記入する
社会ニーズ	［例］　健康づくりに栄養や食事を整えることが重要と考える人が増加している
経営理念	自社の経営理念を一行にまとめて記入する
事業所給食の役割	食事サービス，健康増進面からの価値を記入する
マーケティングリサーチ	利用者のニーズを探る：利用者の食事に対する期待や，情報からニーズを抽出する。健康診断結果などの収集した栄養アセスメントから得た健康問題，BMI の分布，高血糖，高血圧，脂質異常症などの有病率，産業医および給食委員会での栄養補給計画結果からニーズを抽出する

計　　画	
マーケティング戦略	顧客（利用者）の価値（イメージ，商品内容，店舗空間，従業員接遇）によるコンセプトおよび数値目標を設定する
セグメンテーション	セグメンテーション：利用者を細分化するための分類項目（ニーズや性質など）を決め，分ける（エリア，利用シーン，年齢，性別，職業，ライフスタイル，こだわりの傾向など）
ターゲティング	ターゲティング：標的とする利用者層をしぼる（お昼のメニューが楽しみではあるが，エネルギーは低く抑えたいが，腹持ちのよい食事を好む人など）
ポジショニング	何にこだわるか：価格帯，高級感のこだわり，野菜量のこだわり，ヘルシー（バランス，低エネルギー，低脂肪，低塩など）へのこだわり
ベネフィット	利用者にとっての価値は何か：食事を食べることで得られること。何に対する満足か具体的に書く
コンセプト策定	ヘルシーの基準を決定（低脂肪，低エネルギー，低食塩など）し，ニーズに合ったコンセプトを設定
数値目標	提供食数を完売（100％），ターゲット顧客のメニューの選択率（10→20％）など

給食マーケティング（ヘルシーメニュー企画書作成）

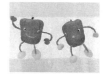

事業所給食：ヘルシーメニュー企画書作成

HPで給食受託会社を探し，その会社の管理栄養士になったと仮定して，受託している事業所の社員食堂のヘルシーメニューを企画してみよう。

表IV-2 ヘルシーメニュー企画書

現状把握	
根拠法	
社会ニーズ	
自社の経営理念	
事業所給食の役割	
マーケティングリサーチ	
計　画	
マーケティング戦略	
セグメンテーション	
ターゲティング	
ポジショニング	
ベネフィット	
コンセプト策定	
数値目標	

■1　経営管理　83

Ⅳ章　給食経営管理のための演習　2　栄養・食事管理　＊＊＊＊

2-(1)　栄養アセスメントと給与栄養目標量（A）

　給食の利用者に対する適切な給与栄養目標量の設定の手順は，習慣的な食事摂取状況や身体状況などのアセスメントによる結果をもとに，栄養管理，給食管理を計画し，給食や栄養教育活動を実施したうえでモニタリング，評価を繰り返す。

栄養管理，給食管理の計画

●アセスメントの項目
　栄養管理，給食管理の計画を行うためのアセスメントの項目は，健常な成人を対象にした場合，以下の項目は必ず把握をするとよい。
① 性別，年齢，身長，体重，BMI，身体活動レベル，月経の有無・食習慣，習慣的な栄養素摂取量
　また，可能であれば以下の項目を把握することも望ましい。
② 腹囲，体脂肪率，体重の変動記録，臨床検査値，食の態度・知識・スキル，食・生活環境

●アセスメントの結果を活用した栄養管理目標の設定例
　事務系企業の社員食堂を例に給与栄養目標量を設定する。

〈設定の手順〉
① 対象集団の人員構成表を作成する（表Ⅳ-3）。
　対象集団の特性把握は，まず各年齢，性別，身体活動レベル別に人数を記載した人員構成表を作成する。

② BMI が適正範囲外の人数を把握する（表Ⅳ-4）。
　生活習慣病予防の（当面の）目標となる BMI を指標として，対象集団のなかに存在する人数比率を示す。この表から給食利用者に配慮すべき項目や対応すべき人数比率を知ることができる。

③ メタボリックシンドロームの人の割合を明示する（表Ⅳ-5）。
　事業所などの給食を利用する勤労者層では，健康診断で検査の異常値が一つ以上ある人は半数以上を占める。給食施設では，健康保険組合などから給食利用者の腹囲等の情報が得られる場合には，その人数比率を把握する。また，情報が得られないときは，国民健康栄養調査等の根拠ある調査結果を推定値として利用する。

④ BMI が適正範囲上限である人の割合を把握する（表Ⅳ-6）。
　BMI が適正範囲外の人に加え，生活習慣病を予防するには，BMI が適正範囲の上限である人も BMI 25 を超えやすい食習慣等がみられることから，これらの人についても指導対象範囲としてもよい。

⑤ 栄養管理計画を立て，栄養管理の目標値を設定する（表Ⅳ-7）。
　給食における利用者のアセスメントデータは，栄養管理を行ううえでの目標値の設定に活用する。この栄養管理目標および目標値を実現できるように，給与栄養目標量設定など給食管理の基準の設定に用いられ，その基準に沿った献立計画による食事提供が行われる。

栄養管理目標の設定例

	栄養管理目標	モニタリング項目	目標値（%）
1	ウエスト周囲がメタボ基準以下になる人の割合	健康調査時の測定結果	38.0→30.0
2	BMI 25 以上になることなく維持ができる人の割合	健康調査時の測定結果	23.0→15.0
3	自分に適正な主食量を盛り付けることができる人の増加	健康調査時のアンケート結果	30.0→50.0

栄養アセスメントと給与栄養目標量

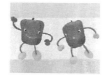

栄養管理目標の設定

以下の事例はデスクワークの多い事業所でのアセスメント結果である。設定の手順に習い，表Ⅳ-7の対象集団に対する栄養管理目標，モニタリング項目，人数比率などの目標値を空欄に記入してみよう。

表Ⅳ-3 人員構成表（事業所の例）　　n=400

年齢（歳）	性別	身体活動レベル	人数
18～29歳	男性	Ⅰ	45
		Ⅱ	33
	女性	Ⅰ	29
		Ⅱ	36
30～49歳	男性	Ⅰ	51
		Ⅱ	48
	女性	Ⅰ	25
		Ⅱ	16
50～69歳	男性	Ⅰ	40
		Ⅱ	43
	女性	Ⅰ	22
		Ⅱ	12

表Ⅳ-4 BMIの適正範囲外の対象者数（例）　　n=400

年齢（歳）	BMI（kg/m²）	人数（人）	比率（％）
18～49	18.5未満	20	5.0
	25.0以上	55	13.8
50～69	20.0未満	6	1.5
	25.0以上	40	10.0

注〕実際のデータが得られない場合は根拠のあるデータを活用して推定する

表Ⅳ-5 メタボリックシンドロームの人の割合（ウエスト周囲）　　n=400

ウエスト周囲サイズ	人数（人）	比率（％）
ウエスト周囲　85cm以上（男性）	120	30.0
ウエスト周囲　90cm以上（女性）	32	8.0
合計	152	38.0

表Ⅳ-6 BMI範囲上限の人の割合　　n=400

年齢（歳）	BMI（kg/m²）	人数（人）	比率（％）
18～49	24以上25未満	56	14.0
50～69	24以上25未満	36	9.0
合計		92	23.0

表Ⅳ-7 栄養管理目標の設定表（例）

	栄養管理目標	モニタリング項目	目標値（％）
1			
2			
3			
4			

2　栄養・食事管理　85

| Ⅳ章 | 給食経営管理のための演習　　2　栄養・食事管理 | ＊　＊　＊　＊ |

2-(2)　栄養アセスメントと給与栄養目標量（B）

利用者の身体状況，普段の栄養状態，食事配分の特徴を把握する

　食事摂取基準(2015年度版)を活用し，給与栄養目標量を設定するには，給食利用者の身体状況，栄養状態などのアセスメントが必要となる。実際の対象者集団のデータが入手できない場合は，信頼性のある調査結果を利用する。〔例〕を参考にしながら実習で想定している利用者について以下の表を作成してみよう（表Ⅳ-8～表Ⅳ-13）。

〈設定手順〉
① 人員構成表を作成する。
　年齢別，性別，身体活動レベル別に人数と比率を記入する。

表Ⅳ-8　人員構成表

〔例〕100名の実習生の例示

年　齢(歳)	性　別	身体活動レベル	人　数(%)	
18-29歳	男　性	Ⅰ	5	(5)
		Ⅱ	22	(22)
		Ⅲ	3	(3)
	女　性	Ⅰ	28	(28)
		Ⅱ	40	(40)
		Ⅲ	2	(2)
合　　計			100	(100)

〔演習〕

年　齢(歳)	性　別	身体活動レベル	人　数(%)
歳	男　性	Ⅰ	
		Ⅱ	
		Ⅲ	
	女　性	Ⅰ	
		Ⅱ	
		Ⅲ	
合　　計			

② BMIの分布を確認する。
　一定期間の給与エネルギー量の評価はBMIや体重で行うため，計画時には年齢別，性別でBMIの区分を示した表に，利用者の人数および比率を記入しておく。

表Ⅳ-9　BMIの分布表

〔例〕

年　齢(歳)	性　別	18.5未満	18.5以上25未満	25以上	合　計(%)
18-29歳	男　性	2(2.0)	17(16.0)	10(10.0)	30(30.0)
	女　性	11(11.0)	58(58.0)	1(1.0)	70(70.0)
合　　計		13(13.0)	75(75.0)	11(11.0)	100(100.0)

単位：人数(%)

〔演習〕

年　齢(歳)	性　別	18.5未満	18.5以上25未満	25以上	合　計(%)
歳	男　性				
	女　性				
合　　計					

単位：人数(%)

③ 普段の食事における食事別平均摂取エネルギー量の把握
　普段の食事により各食事でどれくらいエネルギー量を摂取しているか確認してみよう。

表Ⅳ-10　食事別摂取エネルギー量の平均値

〔例〕3日間食事記録による実習生の食事別摂取エネルギー量の平均値

年　齢(歳)	性　別	朝　食	昼　食	夕　食	間　食	1日合計
18-29歳	男　性	450±250	650±200	800±300	30±120	1940±600
	女　性	380±200	520±230	640±300	40±140	1600±500

単位：kcal 数字は平均値±標準偏差

〔演習〕利用者の普段の食事別摂取エネルギー量の平均値

年　齢(歳)	性　別	朝　食	昼　食	夕　食	間　食	1日合計
18-29歳	男　性					
	女　性					

単位：kcal 数字は平均値±標準偏差

86　Ⅳ章　給食経営管理のための演習

栄養アセスメントと給与栄養目標量

④ 1日に摂取しているエネルギー量の配分比率の確認

利用者に合った食事配分を設定するために各食事の摂取エネルギー量について，現在どのように摂取しているかを確認してみよう。

表Ⅳ-11　朝食を1としたときの1日分摂取エネルギー量の食事別配分比

〔例〕

	朝食	昼食	夕食	間食
男性	1.0	1.4	1.7	0.1
女性	1.0	1.4	1.7	0.0

〔演習〕

	朝食	昼食	夕食	間食
男性				
女性				

⑤ 普段の食事におけるエネルギー産生栄養素バランスを確認する。

表Ⅳ-12　3日間食事記録による利用者のエネルギー産生栄養素バランスの平均値

〔例〕

	たんぱく質(%)	脂質(%)	炭水化物(%)
目標量	16.5 (13〜20)	25.0 (20〜30)	57.5 (50〜65)
男性	14.5 ± 1.8	30.3 ± 7.8	53.7 ± 7.0
女性	15.3 ± 2.7	29.7 ± 7.7	55.4 ± 11.3
全体	15.1 ± 2.6	30.5 ± 7.6	54.8 ± 10.3

平均値±標準偏差

〔演習〕

	たんぱく質(%)	脂質(%)	炭水化物(%)
目標量	16.5 (13〜20)	25.0 (20〜30)	57.5 (50〜65)
男性			
女性			
全体			

平均値±標準偏差

⑥ 普段の食事における栄養素摂取量を把握する。

表Ⅳ-13　普段の食事における栄養素摂取量

栄養素摂取量	例	演習
鉄 (mg)	6.9 ± 3.0	
カルシウム (mg)	350 ± 150	
ビタミンA (μgRAE)	370 ± 240	
ビタミンB₁ (mg)	0.9 ± 0.3	
ビタミンB₂ (mg)	1.1 ± 0.7	
ビタミンC (mg)	83 ± 60	
食物繊維 (g)	14.0 ± 16.0	
食塩相当量 (g)	8.3 ± 3.8	

平均値±標準偏差

⑦ 食事摂取基準(2015年版)の基準値と比較し，利用者の栄養状態を評価する。

表Ⅳ-14　食事摂取基準(2015年版)による18〜29歳男女の必要量の目安

栄養素等	男性(18〜29歳) EAR	RDA	AI	UL	DG	女性(18〜29歳) EAR	RDA	AI	UL	DG
カルシウム(mg/日)	650	800	—	2,500	—	550	650	—	2,500	—
鉄(mg/日) *:月経なし **:月経あり	6.0	7.0	—	50	—	5.0* 8.5**	6.0* 10.5**	—	40	—
ビタミンA (μgRAE/日)	600	850	—	2,700	—	450	650	—	2,700	—
ビタミンB₁ (mg/日)	1.2	1.4	—	—	—	0.9	1.1	—	—	—
ビタミンB₂ (mg/日)	1.3	1.6	—	—	—	1.0	1.2	—	—	—
ビタミンC (mg/日)	85	100	—	—	—	85	100	—	—	—
食物繊維総量 (g/日)	—	—	—	—	20以上	—	—	—	—	18以上
食塩相当量 (g/日)	1.5	—	—	—	8.0未満	1.5	—	—	—	7.0未満

EAR：推定平均必要量，RDA：推奨量，AI：目安量，DG：目標量，UL：耐用上限量

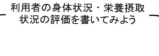

利用者の身体状況・栄養摂取状況の評価を書いてみよう

IV章　給食経営管理のための演習　2　栄養・食事管理

2-(3)　利用者の推定エネルギー必要量の算出（C）

　給食は，個人が必要とするエネルギーや栄養素を集団として集約したものを給与栄養目標量としている。給与栄養目標量は，給食で給与すべきエネルギー量について利用者の身長，体重，身体活動レベルが把握されている場合は，食事摂取基準（2015年版）に示す推定エネルギー必要量を個別に算出したうえで，BMIの適正範囲の適否をみながら集約を行う。

推定エネルギー必要量の算出

●記入のポイント

BMIの算出および体格評価：推定エネルギー必要量の算出（表IV-5）には，まず先に体格評価を行うことが必要である。集団に対するエネルギー過不足については，測定された身長，体重からBMIを求め指標とし，18.5～24.9を「適性範囲」とする。BMI18.5未満「低い」および25以上「高い」については，個別対応の必要な者とする。個別対応の者の推定エネルギー必要量は，一定期間に目指すBMIになるために無理のない目標体重で設定する。

目標体重：体重調整の必要のない利用者は，現在の体重を記載する。低体重または過体重と記載した利用者には，エネルギー制限や活動量の増加を考慮した栄養補給計画や日常の食生活等の指導などの個別栄養教育計画を作成し，一定期間の目標体重を設定する。実際には，日常の食生活や体構成なども把握し，総合的に判断したうえで栄養教育として現状を本人に伝え，対応可能な目標体重を意向も踏まえ設定することが望ましい。

基礎代謝量：利用者の推定エネルギー必要量の算出には，個人の基礎代謝量を算出する。BMIが目標とする範囲内の利用者は以下の式で算出する。

$$基礎代謝量（kcal/日）＝基礎代謝基準値（kcal/kg/日）× 目標体重（kg）$$

「低体重」または「過体重」の場合，上記の式を用いると実際より低く推定されることが把握されているので，以下の式を用いて算出する。

$$基礎代謝量（kcal/日）＝〔0.0481 × 体重（kg）＋0.0234 × 身長（cm）－0.0138 × 年齢（歳）－定数（男性：0.4235，女性：0.9708）〕× 1,000/4.186$$

推定エネルギー必要量：個人の体重が把握されている場合は，下記の式により推定エネルギー必要量を算出する。（表IV-15）

$$推定エネルギー必要量（kcal/日）＝基礎代謝量（kcal/日）× 身体活動レベル$$

●日本人の食事摂取基準（2015年版）の活用：
推定エネルギー必要量の設定時の考慮事項

　個人の体格指標のデータが得られた場合，個人の現体重を用いて推定エネルギー必要量の算出値を用いると，BMI19.5未満または25以上の利用者にとり，現体重の維持を目標としたエネルギー量が給与されることになる。学生の身体状況の場合，男性には筋肉量が多い者も存在し，女性でもアスリートや高校から部活動をしていてBMIが高い者もみられる。一方で，男女ともBMIが低い者も存在していることから個別対応が必要かを判断する。

　実習では継続的な食事提供とは異なるので確認は難しいが，実際は集団対応の中に個別対応の必要な人には一定期間給食の摂取量，および身体状況のモニタリングを含めた栄養教育を行うことが重要である。また，BMI 19.0や24.0など適正範囲外になりやすい者の割合も確認し，総じてBMIが目標とする範囲内に留まっている者の割合を増やす目的の設定と計画を立案することが必要である。これらは2日以上一定期間再評価を行ったうえで，給与エネルギー量の提供計画を見直すことが食事摂取基準（2015年版）に示されている。

88　IV章　給食経営管理のための演習

栄養アセスメントと給与栄養目標量

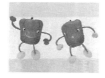

利用者の体格評価および推定エネルギー必要量の算出

実習生または想定される利用者の体格などを記入し，推定エネルギー必要量を算出してみよう。

表IV-15　推定個人エネルギー算出表

番号	年齢(歳)	性別	PAL	身長(cm)	体重(kg)	BMI	肥満度	目標体重(kg)	基礎代謝量(kcal)	推定エネルギー必要量(kcal)	個別対応の要否
	平均値										

適宜，行を増やして計算してみよう。

Ⅳ章	給食経営管理のための演習　　2　栄養・食事管理

2-(4)　エネルギーの給与栄養目標量の設定（D）

推定エネルギー必要量の分布の確認と昼食で給与すべきエネルギー量の確認

- 1日当たりの推定エネルギー必要量を性別，身体活動レベル別に作表する（表Ⅳ-16）。

個人の体重情報などが不明な場合は下記のように推定エネルギー必要量の参考表を用いて作表する。

表Ⅳ-16　年齢，性，身体活動レベル別人数および参考表による推定エネルギー必要量

〔例〕　　　　　　　　　　　　　　　　　　　　　　n＝100

年齢(歳)	性　別	身体活動レベル	人数(%)	推定エネルギー必要量(kcal/day)
18-29歳	男　性	Ⅰ	5	2,300
		Ⅱ	22	2,650
		Ⅲ	3	3,050
	女　性	Ⅰ	28	1,650
		Ⅱ	40	1,950
		Ⅲ	2	2,200

〔演　習〕　　　　　　　　　　　　　　　　　　　　n＝（　　）

年齢(歳)	性　別	身体活動レベル	人数(%)	推定エネルギー必要量(kcal/day)
18-29歳	男　性	Ⅰ		
		Ⅱ		
		Ⅲ		
	女　性	Ⅰ		
		Ⅱ		
		Ⅲ		

- 1日当たりの推定エネルギー必要量の低い順序に並び替え，荷重平均値を算出する（表Ⅳ-17）。

① 　上に示す表Ⅳ-16の〔例〕を，表Ⅳ-17の〔例〕に示すように1日当たりの推定エネルギー必要量の低い順序で並び替える。また，(p.89表Ⅳ-15)のように個人別推定エネルギー必要量が算出されている場合は，下表の①に推定エネルギー必要量を100kcal単位で記入し，②にその集団の人数を記入する。

② 　給与栄養目標量が1種類で1日3食の提供を行う場合の荷重平均値を算出する。

荷重平均の算出式は，〔例〕の③の場合，{(1,650×28)＋(1,950×40)＋(2,200×2)＋(2,300×5)＋(2,650×22)＋(3,050×3)}÷総人数　で算出し，④に記入する。

③ 　〔例〕の④の荷重平均値2,076kcalは，四捨五入し，2,100kcalとする。

④ 　許容範囲を確認する。

許容範囲とは，普段の食生活にみられるエネルギー摂取量の日間変動で，許容される誤差範囲をさす。

これを±200kcal程度の範囲とすると，推定エネルギー必要量1,650kcalの実習生では，2,100kcalの給与栄養目標量一つの場合，⑤に示すように450kcalの過剰が生じることを読みとることができる。そのため，給与栄養目標量を一つ設定することを考える。その場合は許容範囲の過不足や該当人数を考慮して，主食量の増減や補食の指導など食環境の整備も行うことが必要である。

表Ⅳ-17　推定エネルギー必要量別人数と給与栄養目標量一つの場合の許容範囲

〔例〕　　　　　　　　　　　　　　　　　　　　　　n＝100

① 推定エネルギー必要量(kcal/day)	② 人数(人)	③ 荷重平均値を算出する①×②(kcal/day)	④ 給与栄養目標量一つの場合③÷n	⑤ 許容範囲④-①-は不足を表す
1,650	28	1,650×28		450
1,950	40	1,950×40		150
2,200	2	2,200×2	2076÷2,100	-100
2,300	5	2,300×5		-200
2,650	22	2,650×22		-550
3,050	3	3,050×3		-950

単位：kcal/day

〔演習〕　　　　　　　　　　　　　　　　　　　　　n＝（　　）

① 推定エネルギー必要量(kcal/day)	② 人数(人)	③ 荷重平均値を算出する①×②(kcal/day)	④ 給与栄養目標量一つの場合③÷n	⑤ 許容範囲④-①-は不足を表す

単位：kcal/day

＊ ＊ ＊ ＊ 栄養アセスメントと給与栄養目標量

● **適切な許容範囲の給与栄養目標量の設定数を決める。**

　1日当たりの給与エネルギー量を適切な許容範囲に合わせ給与栄養目標量を設定し，利用者の必要量に合わせた食事を提供することが大切である。しかし，給食施設ではその資源（人，物，資金）によって，給与栄養目標量を反映した様々な種類の定食を提供するには限界がある。そこで，表Ⅳ-18の複数の給与栄養目標量を設定したときの許容範囲を確認し，実現可能な給与栄養目標量の数を該当範囲の人数を考慮し決定する。

表Ⅳ-18　給与栄養目標量（1日あたりの給与エネルギー量）の設定と許容範囲の確認

〔例〕　　　　　　　　　　　　　　　　　　　　　　　　　*n* = 100

① 推定エネルギー必要量 (kcal/day)	② 人数 (人)	③ 荷重平均値を算出する ①×② (kcal/day)	④ 給与栄養目標量－2つの場合の丸め値	⑤ 許容範囲④-①-は不足を表す	⑥ 給与栄養目標量－3つの場合の丸め値	⑦ 許容範囲⑥-①-は不足を表す
1,650	28	1,650 × 28	1,826 ≒ 1,800	150	1,826 ≒ 1,850	200
1,950	40	1,950 × 40		−150		−100
2,200	2	2,200 × 2		−400	2,271 ≒ 2,300	100
2,300	5	2,300 × 5	2,631 ≒ 2,600	300		0
2,650	22	2,650 × 22		−50	2,698 ≒ 2,700	50
3,050	3	3,050 × 3		−450		−350

単位：kcal/day

〔演習〕　　　　　　　　　　　　　　　　　　　　　　　　　*n* = （　　　）

① 推定エネルギー必要量 (kcal/day)	② 人数 (人)	③ 荷重平均値を算出する ①×② (kcal/day)	④ 給与栄養目標量	⑤ 許容範囲	⑥ 給与栄養目標量	⑦ 許容範囲

単位：kcal/day

＊④と⑥は許容範囲を求めて適切な部分で区切る。

● **昼食の給与エネルギー量の設定方法**

　昼食を提供する場合は，1日当たりの給与栄養目標量に提供する食事の配分比率を乗じて設定する（表Ⅳ-19）。

　提供した食事を全量摂食可能にするためには栄養アセスメントとして把握されている集団の普段の食事で摂取されているエネルギー配分や，1食の食事重量が類似していることが条件となる。

　p.87の表Ⅳ-11では，1日に摂取するエネルギー量の各食事での配分比は，男性で1：1.4：1.7：0.1と夕食に偏り，間食にまで及んでいる。一般的に推奨される食事配分比は朝食を1とした場合，朝食：昼食：夕食は1：1.5：1.5とされているが，昼食の配分比率の目標値は，普段の食事での集団の食事配分比率を確認し，一定期間のエネルギー摂取における食事配分比率を修正した食生活になるよう栄養教育目標と関連させて決定する。

表Ⅳ-19　昼食の給与エネルギー量の設定計画表

〔例〕

普段の食事のエネルギー配分比	朝 食	昼 食	夕 食	間 食
男 性	1	1.4	1.7	0.1
女 性	1	1.4	1.7	0

目標配分比	1	1.5	1.6	0
目標比率（％）	24.3	36.6	39.1	0
栄養教育目標	1. 定食の選択行動の推進　2. 間食の内容は2回に1回は低エネルギーの食品を選択する意識への改善（男性）			
1日の給与エネルギー量	1つの場合 2,100 kcal/day　2つの場合 2,600 kcal/day　1,800 kcal/day			
昼食での給与エネルギー量	2,100 kcal/day の場合　2,100 × 0.366 = 769 ≒ 750 kcal　2,600 kcal/day の場合（比率35％）　2,600 × 0.35 = 91.0 ≒ 900　1,800 kcal/day の場合（比率36.6％）　1,800 × 0.366 = 658.8 ≒ 700			

〔演 習〕

普段の食事のエネルギー配分比	朝 食	昼 食	夕 食	間 食
男 性				
女 性				

目標配分比				
目標比率（％）				
栄養教育目標				
1日の給与エネルギー量				
昼食での給与エネルギー量				

■2　栄養・食事管理　　91

| Ⅳ章 | 給食経営管理のための演習　　2　栄養・食事管理 ＊ ＊ ＊ ＊ |

2-(5)　栄養アセスメントと給与栄養目標量（E）

給与栄養目標量の設定

　給与すべきエネルギー量が決定したら，食事摂取基準(2015年版)によるエネルギー産生栄養素バランスを用いて，たんぱく質，脂質，炭水化物の給与栄養目標量を算定する。このときも集団におけるアセスメントの状況を考慮し，普段の食生活に近い食事提供が可能なエネルギー産生栄養素のバランスの設定を行う。食生活の改善は，給食施設で毎日食事をする体験の積み重ねから，料理の味つけや食事量，食品の使用バランスの変化に慣れることが重要であることから，計画した給与栄養目標量が適切であったか，実際の利用者の体格や摂食量をモニタリングし，見直し(改善)の時期をみながら望ましいバランスに修正する。以下の内容を参考に右の表Ⅳ-21を記入してみよう。

・エネルギー産生栄養素バランスによる，たんぱく質，脂質，炭水化物の計算

　前ページ表Ⅳ-19の〔例〕では，昼食では1回あたり700 kcal と900 kcal の2種類の給与エネルギー量を設定した。

　この事例を基に日本人の食事摂取基準(2015年版)に示すエネルギー産生栄養素バランスの目標量を算出した。演習の表には，実習で用いる給与エネルギー量を記入し，それに対するエネルギー産生栄養素バランスから，たんぱく質，脂質，炭水化物の重量を算出してみよう（表Ⅳ-20）。

　計算例：定食1　700 kcal のたんぱく質の％エネルギー13％に相当するたんぱく質量の算出式

$$たんぱく質量＝700 kcal \times 13/100 \div 4 kcal＝22.8 g$$

表Ⅳ-20　エネルギー産生栄養素バランスによる設定

〔例〕

栄養素名	％エネルギー （中央値）	定食1 （700 kcal）	定食2 （900 kcal）
たんぱく質(g)	13〜20（%） (16.5)	23〜35 (29)	29〜45 (37)
脂　　質(g)	20〜30（%） (25.0)	16〜23 (19)	20〜30 (25)
炭水化物(g)	50〜65（%） (57.5)	88〜114 (101)	113〜146 (129)

〔演　習〕

栄養素名	定食1 （　　kcal）	定食2 （　　kcal）
たんぱく質(g)		
脂　　質(g)		
炭水化物(g)		

・ミネラルを設定する。

　利用者集団の摂取量のアセスメント結果を参考にどの指標を使い，昼食でどのくらいの比率を提供するか検討する。p.87表Ⅳ-13の事例では，カルシウムは普段の食事においての摂取量が男女平均で350±150mg と，食事摂取基準(2015年版)による推定平均必要量(男性650 mg，女性550 mg)にほとんどの者が満たない状況であった。給与栄養目標量の設定目標は，この割合を下回って摂取している者をできるだけ少なくするとともに，カルシウムの不足を回避する目的で推奨量を下回らないよう，昼食での給与可能な比率を設定し給与栄養目標量とする。鉄の摂取量も同様に管理栄養士が各栄養素の摂取状況をみて考えたうえで，献立で提供可能な設定量を普段の食事からの摂取量を考慮して算定する。

・ビタミン・食物繊維を設定する。

　p.87表Ⅳ-13の事例では野菜摂取量が少ない食生活のために水溶性ビタミンや食物繊維の摂取量が約半数の者で推定平均必要量に達していない現状が読み取れる。給与栄養目標量の設定では，ミネラルの設定同様に，食事摂取基準の指標と実際の摂取量，提供可能な栄養量等を考慮して設定する。

・食塩相当量を設定する。

　食塩相当量は不足の改善ではなく，生活習慣病予防目的で過剰な摂取を低減することを目的とした給与栄養目標量を設定する。例では，定食1は女性の比率が高く，定食2は男性の比率が高いことが確認されている。食事重量がエネルギーとある程度相関していれば，食事総重量が約700 g のうち主食と副食に食塩相当量2.5 g で，定食2では約900 g ぐらいの食事総重量に食塩相当量3.0 g で満足できる塩味の献立を立てる。長期間継続して昼食を喫食してもらうよう工夫し，望ましい食塩の摂取量に近づける。

栄養アセスメントと給与栄養目標量

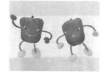

給与栄養目標量の設定

給食施設の利用者集団の特性を考慮して給与栄養目標量を設定しよう。左のページの説明をよく読み，例の設定方法を理解したうえで，あなたの実習施設の給与栄養目標量を設定してみよう。

〔例〕
表Ⅳ-21 給与栄養目標量の設定

栄養素		定食1	定食2	備考
エネルギー	(kcal)	700	900	
たんぱく質	(g)	23～35(29)	29～45(37)	エネルギー産生栄養素バランスから各栄養素の摂取量について指標の範囲(中央値)を表示した。
脂質	(g)	16～23(19)	20～30(25)	
炭水化物	(g)	88～114(101)	113～146(129)	
カルシウム	(mg)	193を下回らず223付近	228を下回らず280付近	現状1日の摂取量を考慮して，一定期間の昼食での給与比率を1日あたりの35％として，推定平均必要量は最低でも下回らず推奨量を目指すように設定した。
鉄	(mg)	2.9を下回らず3.5付近	2.1を下回らず2.5付近	
ビタミンA	(μgRAE)	157を下回らず228付近	210を下回らず298付近	
ビタミンB_1	(mg)	0.32を下回らず0.39付近	0.42を下回らず0.49付近	
ビタミンB_2	(mg)	0.35を下回らず0.42付近	0.46を下回らず0.56付近	
ビタミンC	(mg)	30を下回らず35付近	30を下回らず35付近	
食物繊維総量	(g)	6以上	7以上	
食塩相当量	(g)	2.5未満	3.0未満	定食2は男性の目標量から算出した。また，エネルギーに合わせて調整した。

〔演習〕あなたの実習施設の場合

栄養素		定食1	定食2	備考
エネルギー	(kcal)			
たんぱく質	(g)			
脂質	(g)			
炭水化物	(g)			
カルシウム	(mg)			
鉄	(mg)			
ビタミンA	(μgRAE)			
ビタミンB_1	(mg)			
ビタミンB_2	(mg)			
ビタミンC	(mg)			
食物繊維総量	(g)			
食塩相当量	(g)			

- **利用者の栄養・食事状況を考慮した給与栄養目標量設定で気をつけること**

　本章では，男女共学の管理栄養士養成校を事例にしている。これは学生の食事記録から栄養摂取状況を把握した結果を用いているが，実際のエネルギー摂取量と年齢，性別，体重，身体活動レベルから算出した推定エネルギー必要量とは大きな差があった。この原因として考えられることは，秤量法を用いた食事記録の解析を実施する時点で記入漏れがあり，確認は行ったもののすべてに対応できておらず過小評価が起きていたことが考えられる。このため給与栄養目標量の算出では，現体重を用いた推定エネルギー必要量の算出値を用いて分布を確認した。いずれにしても例示の集団は，脂質が高めでビタミン・ミネラルも推定平均必要量を下回る者が半数以上を占めていることから，管理の手順は，栄養バランスのよい食事を継続的に提供し，摂取量を把握したうえで，体重変化とBMIのモニタリングから再評価を行い，見直しを行うPDCAサイクルで進める。

| Ⅳ章 | 給食経営管理のための演習 | 3 献立管理 * * * * |

3-(1) 給与栄養目標量から食品構成表への展開（A）

　利用者集団の特性に合わせた栄養必要量を給与する献立の作成には，給与栄養目標量を食品に置き換え，献立作成の際に適切な食品の使い方の指標となる食品構成表の作成が必要である。

　食品構成表の作成には荷重平均栄養成分表を用いる。

　荷重平均栄養成分表とは，一定期間の食事提供で使用頻度の高い食品の構成比率を用いて，食品群別に100g当たりのエネルギーや栄養成分を示した給食施設独自の食品成分表である。

　荷重平均栄養成分表の作成には大きく分けて3種の方法がある。

　　① 給食施設における1年間程度の食品の純使用量の実績値から作成されたもの

　　② 各食品群を代表する食品を選定して作成

　　③ すでに発表されている公的な資料の利用

荷重平均成分表の作成（給食施設における実績値による）

〈手　順〉

① 一定期間の食品使用量の記録（食品受け払い簿）から，使用量の多い食品を代表食品として分類する。代表食品には使用頻度が高く，献立中の食品の使い方をコントロールしやすい食品を挙げておくとよい。また，代表食品の使用総重量に対する構成比率を算出し，その数字を整数に調整後，そのまま各代表食品の構成重量とする。

食品群別使用食品の構成重量算出例（穀類）

食品群	代表食品名	使用食品名	一定期間の使用重量（kg）	使用重量の合計に対する構成比率（%）	構成比率の整数への調整（%）	構成重量（g）
穀　類	こ　め	精白米	800.0	83.3	83.0	83
		胚芽米	160.0	16.7	17.0	17
		小計	960.0	100.0	100.0	100
	パ　ン	食パン	37.8	42.3	42.0	42
		フランスパン	21.5	24.0	24.0	24
		ロールパン	19.8	22.1	22.0	22
		クロワッサン	10.3	11.5	12.0	12
		小計	89.4	100.0	100.0	100
	め　ん	うどん（ゆで）	18.9	36.6	36.0	36
		中華めん（蒸）	11.2	21.7	22.0	22
		マカロニ・スパゲティ（ゆで）	21.5	41.7	42.0	42
		小計	51.6	100.0	100.0	100
	小麦粉・その他穀物	小麦粉	26.7	60.8	61.0	61
		パン粉	17.2	39.2	39.0	39
		小計	43.9	100.0	100.0	100

② 上の表の「構成重量」に記されている数値を表Ⅳ-22の「構成重量の表記」に転記をする。

③ 日本標準食品成分表（2015年版）を用いて各食品の栄養量を記入する。

④ 小計を計算する。この小計の数字が各代表食品の栄養量を示す。

⑤ 表Ⅳ-22で算出した小計部分の数字を表Ⅳ-23の穀類の空欄に転記をする。

　この方法で計算された値は，施設の使用実績に基づく使用量のため，食品，構成の視点の評価にもつながる。

給与栄養目標量から食品構成表への展開

表IV-22 食品群別荷重平均栄養成分計算表

食品群	代表食品名	主に給食で使う食品	前ページの年間構成重量の標記 (g)	エネルギー (kcal)	たんぱく質 (g)	脂質 (g)	炭水化物 (g)	カルシウム (mg)	鉄 (mg)	ビタミン レチノール活性当量 (μgRAE)	B₁ (mg)	B₂ (mg)	C (mg)	食塩相当量 (g)
穀類	こめ	精白米	83	297	5.1	0.7	64.4	4	0.7	(0)	0.07	0.02	(0)	0
		胚芽米	17	61	1.1	0.3	12.9	1	0.2	(0)	0.04	0.01	(0)	0
		小計	100	358	6.2	1.0	77.3	5	0.9	(0)	0.11	0.03	(0)	0
	パン	食パン	42	109	3.8	1.8	19.6	10	0.2	Tr	0.03	0.02	(0)	0.5
		フランスパン	24	67	2.3	0.3	13.8	4	0.2	Tr	0.02	0.01	(0)	0.4
		ロールパン	22	83	2.2	2	10.7	10	0.2	Tr	0.02	0.01	(0)	0.3
		クロワッサン	12	54	0.9	3.2	5.3	3	0.1	1	0	Tr	(0)	0.1
		小計	100	313	9.2	7.3	49.4	27	0.7	1	0.07	0.04	(0)	1.3
	めん	うどん(ゆで)	36	38	0.9	0.1	7.8	2	0.1	(0)	0.01	Tr	(0)	0.1
		中華めん(蒸)	22	44	1.2	0.4	8.4	2	0.2	(0)	0	Tr	(0)	0.1
		マカロニ・スパゲティ(ゆで)	42	70	2.4	0.4	13.5	3	0.2	(0)	0.01	(0)	(0)	0.5
		小計	100	152	4.5	0.9	29.7	7	0.6	(0)	0.02	Tr	(0)	0.7
	小麦粉・その他穀物	小麦粉	61	224	5	0.9	46.2	12	0.3	(0)	0.07	0.02	(0)	0
		パン粉	39	145	5.7	2.7	24.7	13	0.5	Tr	0.05	0.01	(0)	0.4
		小計	100	369	10.7	3.6	70.9	25	0.8	Tr	0.12	0.03	(0)	0.4

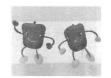

食品群別荷重平均栄養成分表の作成

手順に従い，食品群別使用食品(穀類)の加重平均栄養成分を計算しよう。

表IV-23 食品群別荷重平均栄養成分表

番号	食品の種類	食品名	エネルギー (kcal)	たんぱく質 (g)	脂質 (g)	炭水化物 (g)	カルシウム (mg)	鉄 (mg)	ビタミン レチノール活性当量 (μgRAE)	B₁ (mg)	B₂ (mg)	C (mg)	食塩相当量 (g)
1	穀類	ごはん	297	5.1	0.7	64.4	4	0.7	(0)	0.07	0.02	(0)	0
		パン	313	9.2	7.3	49.4	27	0.7	1	0.07	0.04	(0)	1.3
		めん	152	4.5	0.9	29.7	7	0.6	(0)	0.02	Tr	(0)	0.7
		小麦粉・その他の穀物	369	10.7	3.6	70.9	25	0.8	Tr	0.12	0.03	(0)	0.4
2	いも・でんぷん類		105	1.5	0.1	0	4	0.4	0	0.08	0.04	31	0
3	砂糖類		384	(0)	(0)	98.7	6	0.1	(0)	(0)	(0)	(0)	0
4	大豆・大豆製品		142	10.2	8.2	2.6	142	1.9	0	0.09	0.03	0	0.1
5	種実類		630	18.0	50.0	21.2	805	7.3	1	0.43	0.28	0	0
6	緑黄色野菜		42	1.3	0.3	2.4	35	0.6	395	0.07	0.06	31	0
	その他の野菜		40	1.5	0.3	5.3	28	0.5	9	0.05	0.04	22	0
7	果実類		92	0.7	0.1	23.5	10	0.2	23	0.01	0.02	31	0
8	きのこ類		4	0.4	0.1	1.5	1	0.2	0	0.03	0.02	0	0
9	藻類		110	3.8	1.2	55.3	378	5.4	173	0.08	0.25	7	3.5
10	魚介類		194	19.5	12.5	0.3	31	0.8	28	0.07	0.19	0	0.4
11	肉類		198	18.9	12.5	0.1	5	0.9	14	0.34	0.19	2	0.1
12	卵類		151	12.3	10.3	0.3	51	1.8	140	0.06	0.43	0	0.4
13	乳類		105	5.2	7.1	76	130	0.1	0.08	0.38	0.41	6	0.1
14	油脂類		921	0	100.0	0	Tr	0	0	0	0	(0)	0
15	調味香辛料類		70	6.8	5.1	20.5	8.5	2.1	35	0.04	0.10	10	2.2

(可食部100g当たりの成分値)

Ⅳ章　給食経営管理のための演習　　3　献立管理

3-(2) 給与栄養目標量から食品構成表への展開（B）

　特定給食施設では，利用者の身体状況などを考慮して設定した給与栄養目標量を作成し，その栄養素バランスを施設で使用頻度の高い食品で構成された荷重平均食品成分表を用い食品群別（一人1日または1食当たりの食品群ごとの食品使用量を示した食品成分）表を備えている。この食品構成表を参考にして献立を立てると，各献立の給食栄養量は給与栄養目標量から外れることを避けることができる。

食品計画表の作成

● 食品構成表を作成するための準備―施設の食事計画を作成する。

　給食の提供では，一定期間の食事提供における献立パターンを考慮し，給与栄養目標量および栄養比率を明確に示し，実施期間の提供回数内で主食や副食で各食品類をどのように使用するか使用頻度を設定して食事計画表を作成する。

食事計画表（昼食の食事計画―定食（1か月20日間））

エネルギー	700 kcal		主な主材料の使用頻度	
たんぱく質（摂取エネルギー量の13～20％未満）			こ　め	15回
目標値　　29 g　　範囲23～35		主食	パ　ン	3回
食塩相当量	2.8 g 以下		め　ん	2回
献立パターン	定食（主食・主菜・副菜）		小麦粉その他	10回
穀類エネルギー比率	50％		肉　類	8回
動物性たんぱく質比率	50％		魚介類	8回
野菜摂取量の目安	緑黄色野菜　40 g 以上	主菜	大豆製品	2回
	その他の野菜80 g 以上		卵　類	3回
			乳　類	5回

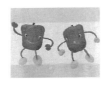

食品構成表の作成

　食事計画表作成後，表Ⅳ-24で食品構成表を作成しよう。
　上記の昼食給食における食事計画に沿って食品構成表を作成してみよう。

〈手　順〉
① 「主食」行の作成
　　献立で使う主食内容をイメージし，各食品の「基準とする純使用量/1回」と「20日間の使用回数」を決定し，20日間の「平均純使用量/1回」を計算する。この行の数値が食品構成である。
　　前ページの表Ⅳ-23「食品群別荷重平均栄養成分表」を用いてエネルギーとたんぱく質を算出する。
② 「副食/主に主菜」行の作成
　　同様に各食品類の「基準とする純使用量/1回」などを決定し，「平均純使用量/1回」を算出し，栄養価を計算する。たんぱく質は「動物性食品類」として小計する。
　「大豆・大豆製品」も同様に計算し，たんぱく質は「植物性」に記入し，「副食/主に主菜」のエネルギー・たんぱく質を小計しておく。
③ 「副食/副菜」行の記入
　　各食品類の「基準とする純使用量/1回」から「平均純使用量/1回」を計算後，エネルギー・たんぱく質を算出する。ここまでの現時点のエネルギーおよびたんぱく質を合計し，記入する。
④ 「確認」をする
　　「給与栄養目標量」と上記③のエネルギーおよびたんぱく質の合計を比較し，「過不足」を確認する。
⑤ 「副食/その他」行の記入
　　給与栄養目標量に対するエネルギーとたんぱく質の不足は，献立の調味や調理法にかかわる油脂類や砂糖類などである。これらの食品類は，一定期間の献立の傾向を考慮し，「基準とする純使用量/1回」の設定からエネル

給与栄養目標量から食品構成表への展開

ギー・たんぱく質を算出する。なお，油脂類については，栄養教育目標や献立傾向により動物性：植物性比率を決め，合わせた油脂類の重量とする。

⑥ 「最終確認」をする

　計算上のエネルギー・たんぱく質と給与栄養目標量と比較し過不足を確認する。

表Ⅳ-24　食品構成作成表

食事様式	食品類	主な食品名	基準とする純使用量/1回 回（提供して利用者になるよう献立になるよう決める）	20日間の使用回数	20日間の純使用量の合計	平均純使用量/1回（食品構成）	エネルギー(kcal) 穀類（平均純使用量当たりのエネルギー量）	エネルギー(kcal) 穀類以外	たんぱく質(g) 植物性（平均純使用量当たりのたんぱく質量）	たんぱく質(g) 動物性
主食	穀　類（1)主食の穀類 小麦粉その他を含む）	こ　め	85	15	1,275	63.8	235		4.0	
		パ　ン	120	3	360	18.0	56		1.7	
		め　ん	210	2	420	21.0	32		0.9	
		小麦粉その他	10	10	100	5.0	18		0.5	
		小　計					341		7.1	
	穀類エネルギー比率50%時のエネルギー量　過不足 350-341＝9kcal 少なめ						350			
							-9			
副食/主に主菜	動物性食品類（2)主菜や副菜の一部に使用する動物性食品類）	魚介類	75	8	600	30.0		58		5.9
		肉　類	70	8	560	28.0		55		5.3
		卵　類	60	3	180	9.0		14		1.1
		乳　類	60	5	300	15.0		16		0.8
		小　計						143		13.1
	植物性食品品類 大豆製品	大豆製品	100	7	700	35		50	3.6	
	主菜の小計							193	3.6	13.1
副食/主に小鉢，付け合わせ，汁物などの副菜	3)穀類，大豆製品以外の主に副菜に使用する植物性食品品類	いも・でんぷん類	80	3	240	12		13	0.2	
		種実類	3	4	12	1		6	0.2	
		緑黄色野菜	50	20	1,000	50		21	0.7	
		その他の野菜	80	20	1,600	80		32	1.2	
		果実類	30	3	90	5		5	0.7	
		きのこ類	30	4	120	6		0	0	
		藻　類	10	3	30	2		2	0.1	
		小　計						79	3.1	
	この時点でのエネルギー・たんぱく質の合計							613	26.9	
	給与栄養目標量							700	29.0	
	過不足							-87	-2.1	
副食/調理法や味付けを決める	エネルギー-87kcal，たんぱく質2.1gを目指して油脂類，調味・香辛料類，砂糖類の食品重量を配置する	油脂類	10	13	130	7		60	0.3	0.1
		調味・香辛料類	30	20	600	30		21	2	
		砂糖類	10	12	120	6		23	0	0.1
		小　計						104	2.3	
	給与栄養目標量　この数字に近似していればよい。かけ離れている場合は，「基準とする純使用量」を献立作成に大きく影響のないように増減し，再度計算を行い調整する。							717	29.3	29.3
								700	29.0	29.0

700kcalのうち，たんぱく質比率16.5%に相当するたんぱく質量 29.0g。29.0gから動物性たんぱく質13.1gを差し引くと，植物性たんぱく質量13.1g，15.9gで，計算上50%を動物性食品が占める。この時点では，動物性食品の一部と，植物性食品のたんぱく質は15.9-13.1＝2.8g少ない食品の設定である。

IV章　給食経営管理のための演習　　3　献立管理

3-(3)　献立の標準化—主食・主菜・副菜，器別の料理カード

料理カードによる献立作成

　給食施設は，使用する食器の数や種類が限られているなかで献立を作成することが多い。そのため，下の図に示す献立作成の基本配置図として，実際の食卓がどのようなものになるかをイメージし，その料理に使用する食品の重量を数値に置き換え，料理カード化していくと献立の設計手順の効率化につながる。下の表は，献立に配置する主食，主菜，副菜の料理区分別の特徴を示したものである。副菜は「主菜の付け合わせ」，「汁物」，「少量の一品料理（アラカルト）」，「デザート」の4つに分けられる。「主菜の付け合わせ」は種類が異なれば別の料理の印象にもなるので，付け合わせのバリエーションが豊富であることも必要である。アラカルトはさらに①煮物などの温菜料理，②サラダや和え物などの冷菜料理，③漬物などに分けられる。以下の内容を参考に右の表IV-25〜28の料理カードを作成する。

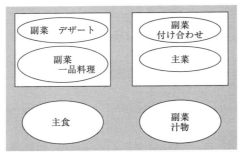

献立作成の基本配置図例（和食の場合）

付け合わせのバリエーション

彩	料理名	彩	料理名
	切り身の焼き物のつけ合せ		ハンバーグステーキ
緑	ししとう焼き	緑	ほうれんそうソテー
赤	はじかみしょうが	緑	いんげんソテー
赤	茗荷の甘酢漬け	白	粉ふきいも
白	菊花かぶ	白	えのきのソテー
白	大根おろし	赤	焼きトマト

料理区分，特徴・料理例

料理区分	分類	食器の種類	盛り付け重量の目安*1	特徴	料理例
主食		茶碗 ライス皿 パン皿	めし 140−180g	ごはん，パンなど穀物を指す。主菜とともに食べることにより，口中調味の味わいが楽しめる。	ごはん，パン，めん
主菜		主菜皿	70−100g	献立の主となる肉や魚を50g以上使用した料理。定食献立の場合，主菜名が献立の名称となる場合が多い。	ハンバーグステーキ，照り焼きチキン，鰆の西京焼き，麻婆豆腐，八宝菜，とんかつ鮭フライ，しょうが焼
副菜	付け合わせ	主菜皿	20−50g	和食では焼き物では前盛，洋食はメイン料理の後部に配置する。	和食—しょうが，焼きししとう 洋食—ほうれんそうソテー，マッシュポテト，焼きトマト
副菜	汁物	汁椀	150−180g	料理の喉ごしをよくし，献立がバラエティに富んだものになる。	味噌汁，清汁，けんちん汁，ミネストローネ，中華スープ，スーミータン
副菜	アラカルト（煮物など）	小鉢-煮物鉢	80−100g	主菜に類似した塩分％で主食のおかずになる。炒め物，煮物が多く，主菜の塩味が薄い料理に用いると主食を食べるときの味の濃淡のバランスが保たれる。	肉じゃが，きんぴらごぼう，凍り豆腐の煮物，炒り鶏，青菜の煮びたし，ラタトウユ，さつまいもとりんごの重ね煮
副菜	アラカルト（和え物など）	小鉢	50−80g	野菜，海草，きのこ類を使った和え物，サラダ，お浸し，酢の物を指す。味の濃いまたは脂の強い主菜の味を野菜や海草，きのこなどを使って薄味にした和え物や酢の物を食べることにより，箸休めの効果がある。	ミックスサラダ，ポテトサラダ，春雨サラダ，白和え，お浸し，カルパッチョ，ごま和え
副菜	アラカルト（漬物）	小皿	20−30g	主食量を多く摂取する場合の食事では，主菜量によっては主食が余ってしまう場合がある。最後まで主食の味を漬物などの塩味と合わせて楽しむ配慮である。	だいこんの柚香漬，たくわん，野菜の即席漬け，浅漬け
副菜	デザート	デザート皿	50−90g	食後に少しだけ甘味を食べる満足効果を期待する料理。特に日常摂取の少ない果物や乳製品を摂取する機会となる。	ゼリー，フルーツヨーグルト，いもようかん，コンポート

*1　盛り付け重量の目安量は，1食600-800kcal程度の食事を想定した場合を示している。

2 食品構成表から献立作成への展開

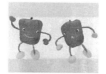

主食・主菜・副菜，器別の料理カードの作成

料理カードによる献立作成を実施してみよう。料理区分における特徴(左ページ下)などを活用し，実習での献立作成基準や食品構成を利用して献立作成の基本配置図(左ページ上)に合う主食，主菜，副菜の料理カードを複数作成してみよう。料理カードが完成したら，基本型に組合せを変えてみよう。

表Ⅳ-25 料理カード(主食)記入表

料理名	
食器名	
食事区分	朝 昼 夕
料理区分	主食主菜・汁物・副菜
和洋華別	和・洋・中・他
主材料	米・パン・めん・その他
食塩濃度(%)	
エネルギー	
たんぱく質	
脂質	
食塩相当量	
食材料原価	
料理の写真	

レシピ

食品名	純使用量

表Ⅳ-26 料理カード(主菜)記入表

料理名	
つけ合せ	
食事区分	朝 昼 夕
料理区分	主食主菜・汁物・副菜
和洋華別	和・洋・中・他
主材料	牛・豚・鶏・魚・卵・豆腐・他
主材料の切り方	切り身 塊，厚切り，薄切り，ひき肉，一尾，切り身
食塩濃度(%)	
エネルギー	
たんぱく質	
脂質	
食塩相当量	
食材料原価	
料理の写真	

レシピ

食品名	純使用量

表Ⅳ-27 料理(汁物)カード記入表

料理名	
食事区分	朝 昼 夕
料理区分	副菜-汁物
和洋華別	和・洋・中・他
主材料	
主な調理法	
食塩濃度(%)	
エネルギー	
たんぱく質	
脂質	
食塩相当量	
食材料原価	
料理の写真	

レシピ

食品名	純使用量

表Ⅳ-28 料理(副菜)カード記入表

料理名	
食事区分	朝 昼 夕
料理区分	副菜-一品料理
和洋華別	和・洋・中・他
主材料	
主な調理法	
食塩濃度(%)	
エネルギー	
たんぱく質	
脂質	
食塩相当量	
食材料原価	
料理の写真	

レシピ

食品名	純使用量

■3 献立管理

| Ⅳ章 | 給食経営管理のための演習 | 4 生産管理 * * * * |

4-(1)　　予定献立表に基づく3種類の指示書

　予定献立表には，①給与栄養量の指示，②食材料の調達（発注や出庫など）量の指示，③生産工程の作業指示の基になり，3種類の指示書機能がある。献立作成の時点では，給与栄養量の確認を行うための表記が含まれる場合があり，必ずしも調理指示に適した表記ではない。給食作業では複数の調理担当者が毎日，毎回異なる献立を理解し，②，③の指示基準として共有することから，食品の一部の表記を修正，加筆しておくと，献立に対する誤認識を低減できる。
　主に修正，加筆が必要な部分を以下に示す。

調達業務に対応した表示修正

　予定献立表の食品名は，栄養価の計算値が給与栄養目標量や食品構成表と照らし合わせて評価する目的で食品成分表の食品名の場合が多く，この献立表では，食材料の発注作業にそのまま用いることはできない（表Ⅳ-29）。

● **食品の名称**
　栄養価計算ソフトの使用により栄養価計算をしたままの献立表の食品名は，食品成分表の表示であり，調理員との共有が難しい表記がある。調理指示を目的とした献立表は，可能な範囲で一般的な名称に直すとよい。
　たとえば，「茎にんにく・花茎・生」→「にんにく」

● **だし汁の表示**
　給与栄養量の確認用の献立表では，だし汁の部分の食品の表記は，かつおとこんぶの混合だし汁は，食品成分表の「混合だし」，煮干しならば「煮干しだし」を表記している。これらのだし汁の表記は，だし汁の購入ではないことから，施設の設備で適正濃度が抽出可能なエビデンスのある係数（こんぶは，水の1％，かつお節は，水の2％）などを用いて，こんぶやかつお節の重量，使用する水重量を表記する。

● **乾物，塩蔵品の純使用量の表示の加筆**
　乾物や塩蔵品は，下処理の時点で水もどし操作による食品重量が増加する食品である。もどし倍率の多少は，水分含量の多少を左右し，調理工程上の加熱，調味の品質変動を大きくする要因となる。予定献立では，純使用量の欄の表記を「乾物重量（もどし後の重量）」として表示すると，調理中の重量計測，もどし率の測定などにより，目標の品質に向け，現在の重量で調理が進むか予測することができる。

● **食塩濃度の表示**
　塩味は利用者が最も気になる料理の品質である。継続的な給食の利用者は，同一料理名であれば常に同じ味つけを覚えているものである。料理の食塩濃度は，汁物では0.6～0.8％，主菜では1～1.2％程度が健康食として一般的である。海産物の乾物では，食品に残存する食塩相当量が料理に溶出するため，これらを考慮した塩味の調整が必要である。予定献立表の料理名の欄には，塩味の品質基準となる食塩濃度の表記を加える。

> 汁物の食塩濃度（％）
>
> = **食塩相当量（g）÷（だし汁の重量（g）＋食材料の総重量（g））× 100**
> 　水分を少なく仕上げる煮物，揚げ物，焼き物，和え物など
>
> = **食塩相当量（g）÷調味料を除く食材料の総重量（g）× 100**
> 　水分を多めに仕上げる煮物，カレーなど水分を残して仕上げる料理
>
> = **食塩相当量（g）÷（（調味料を除く食材料の総重量（g））＋残存させたい水分量（g）× 100**

予定献立表に基づく3種類の指示書

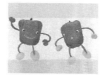

調理指示を目的とした献立表の作成

調理指示書の数値を記入し，予定献立表の修正をしよう。

表Ⅳ-33は，予定献立表の表示の修正表であり給与栄養量確認用の表と，調理指示書の表を比較したものである。調理指示用の表内の（　）に示す数値を記入しなさい。

① 施設に設置の炊飯器を使用する際の水の加水倍率を記入する。
② 1人分80gの米に対する水の量を①で設定した加水倍率で算出し記入する。
③ カットわかめの予定もどし倍率を記入する。
④ ③で算出した予定の純使用量を記入する。
⑤ 淡色辛みその純使用量は，煮干し出し汁にみそを溶かしたとき，みそ汁全体が0.8％塩分になることを想定した重量を設定する。
⑥ 水に対し適切な使用比率を記入する。
⑦ ⑥で設定した煮干しの比率から煮干しの総使用量を求め，廃棄率分を差し引いた純使用量を記入する。
⑧ 割りじょうゆの量を記入する。

表Ⅳ-29　予定献立表の記載の修正

給与栄養量確認用

料理名	食品名	純使用量(g)
白　飯	米・精白米（水稲）	80
みそ汁	じゃがいも-生	20
	カットわかめ	0.5
	淡色辛みそ	7
	煮干しだし	150
鶏肉の香味焼き	若鶏・もも，皮つき-生	90
	こいくちしょうゆ	5.5
	みりん・本みりん	4
	しょうが	1
	茎にんにく・花茎-生	0.5
付け合わせパプリカの新鮮炒め	赤ピーマン-生	15
	黄ピーマン-生	15
	調合油	1
	食塩	0.2
ほうれんそうの胡麻和え	ほうれんそう	80
	こいくちしょうゆ	5
	すりごま	4
	車糖・上白糖	1.6
	こいくちしょうゆ	3
サラダ	レタス-生	25
	きゅうり-生	10
	たまねぎ・りん茎-生	15
	トマト-生	30
フレンチドレッシング	穀物酢	5
	サラダ油	3
	食塩	0.4
	こしょう	0.001

調理指示書

料理名	食品名	純使用量(g)
白　飯	精白米	80
	水　米の（①　　）倍	（②　　）
じゃがいもとわかめのみそ汁 食塩濃度0.8％	じゃがいも	20
	カットわかめ　予定もどし率（③　）倍（　）内はもどした後の重量を表示	0.5（④　）
	淡色辛みそ（だし汁の1人分量に対する塩分％）	（⑤　）
	煮干しだし	150
	煮干し（水に対する⑥　　）％	（⑦　）
	水	150
鶏肉の香味焼き 食塩濃度1.0％	若鶏・もも，皮つき-生	90
	調味液　こいくちしょうゆ	5.5
	みりん	4
	しょうが	1
	にんにく	0.5
付け合わせパプリカの新鮮炒め 食塩濃度0.5％	赤パプリカ	15
	黄パプリカ	15
	調合油	1
	食塩	0.15
ほうれんそうの胡麻和え 食塩濃度0.8％	ほうれんそう　生	80
	しだしこいくちしょうゆ（1/2は脱落）	2
	ょう割　だし汁	（⑧　）
	本調味　すりごま	4
	上白糖	1.6
	こいくちしょうゆ	3
サラダ 食塩濃度0.5％	レタス-生	25
	きゅうり-生	10
	たまねぎ-生	15
	トマト-生	30
フレンチドレッシング	穀物酢	5
	サラダ油	3
	食塩	0.4
	こしょう	0.001

4　生産管理　101

| Ⅳ章 | 給食経営管理のための演習 | 4　生産管理 | ＊ ＊ ＊ ＊ |

4-(2)　献立表から調理工程へ

　一つの料理の生産に対する調理工程は複数存在する。大量調理の生産工程では，調理担当者の「さじ加減」による品質の変動や，調理工程の明確でない給食の生産は，衛生・安全管理を含む品質管理の面から避けなければならない。「だれがいつ作っても衛生的かつ同じ品質である」ために，各料理の調理工程は管理栄養士が献立作成の段階で決定することが必要である。

　給食の調理工程の設定範囲は，大量調理施設衛生管理マニュアルに示される原材料の収受から利用者への食事提供まで食材料が設備機器類を介し料理に変化する一連の工程である。この範囲は，生産・提供システムにより異なり，コンベンショナルシステムでは，主菜など複数の料理を一つの食器に盛り付け提供するために，各料理の器ごとに作図したほうが，作業工程と連動しやすい。レディフードシステムの，計画的に調理を行い半調理品，調理済み品を生産する場合では，料理の容器包装，保管，搬送に至る内容を調理工程の設定範囲とする。

調理工程図の例

　下の表は給食経営管理実習（コンベンショナルシステム）における，主菜の「鶏肉の香味焼き新鮮パプリカソテー添え」の調理工程をフロー図にして示したものである。給食における調理工程の表示は，厨房内作業である食材料の受け入れ，下処理から，加熱などの主調理，利用者へ提供するまでの工程を示す（参考にして表Ⅳ-30を記入する）。

鶏肉の香味焼き新鮮パプリカソテー添えの調理工程図（例）

料理名	鶏肉の香味焼				付け合わせ—新鮮パプリカのソテー			
	鶏肉	しょうが	にんにく	調味料	調合油	パプリカ(赤・黄)	塩	こしょう
汚染区域	受入 / 保管 / 整形	受入 / 保管 / 洗浄 / すりおろす	受入 / 保管 / 洗浄 / すりおろす	受入 / 保管 / 計量	受入 / 保管	受入 / 保管 / 洗浄 / 切さい	受入 / 保管	受入 / 保管
準清潔区域	つけ汁混合 / 浸漬 10℃以下 / 加熱 180℃10分 中心温度75℃1分以上				加熱		計量	
清潔区域	重量計測 / 容器移動 / 保温 65℃以上 / 切込み / 盛付 / 提供				調味，加熱 中心温度75℃1分以上 / 重量計測 / 保管 65℃以上 / 盛り付け			
汚染区域	洗浄							

102　Ⅳ章　給食経営管理のための演習

献立表から調理工程へ

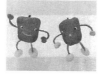

調理工程図の作成

実習で生産した料理を例に，調理工程図を書いてみよう。

作成のポイント

① 表記する料理の調理工程は，縦軸は各食材料を扱う作業区域を指し，横軸は使用食材を示す。
② 食材料ごとに受け入れから切さい，加熱，盛り付け，提供までの一連の食品が料理に変化する工程を作業区域ごとに各食材料を関連させながら記載する。
③ 汚染区域では，食材料の受け入れとして検収，保管が行われ，調理として洗浄，計量，切さいが行われる。
④ 準清潔区域では，加熱前の食材の処理，加熱が行われる。
⑤ 清潔区域では，加熱後の食材の調理や消毒，盛りつけなどが行われる。

危険要因（ハザード）の発生防止のために，大量調理施設衛生管理マニュアルによる調理時のパラメータ（殺菌温度，pH，冷却温度など）を工程の枠の外に記載しておく。

調理工程図は，誰でも理解できるようわかりやすく表記されていることが必要である。

表IV-30　調理工程図の作成

料理名 〔　　　　　　　　　　　　　　　　　　　　　　　　　　　　　　　　〕
区域 / 食品名
汚染区域
準清潔区域
清潔区域
準清潔区域

4　生産管理　103

Ⅳ章　給食経営管理のための演習　　4　生産管理

4-(3)　作業管理（機器・器具能力の明確化）

　給食は，あらかじめ決められた食数を決められた方法（工程）で，配送日や配送時刻，配食時刻（時程・日程）の納期に間に合わせるために，給食室内のすべての活動を効率よく計画的に進めることが必要である。生産すべき食数が多い場合，扱う食材の量が多く，ひとつの調理工程にかかる時間が長くなる。少量調理は一人で調理工程のすべてを進めることができるが，大量調理では大量調理機器を活用するなど作業を効率化した標準作業手順を決め，調理の一工程を複数の調理員で行い，納期に間に合わせるための作業工程指示が必要となる。作業工程は，標準作業手順を実施可能な調理員数で配置と時間（日程）管理を組合せたものを指し，時間軸を表にしたものを作業工程表という。
　作業工程表を作成するに当たり，調理機器による食材処理量を標準化し，労務量の軽減化に努める。毎日，毎食献立が変化する給食は，調理機器の操作方法も単一ではなく，完全自動化した連続操作能力のある機器は少ない。調理員は，機械の稼働時間を考慮して機械が稼働中には次の工程の準備作業に着手するなど，設備，機械の生産能力を最大限に生かす適切な人員配置を要する。

作業工程を計画するために，調理機器使用時の基礎データの測定

●演習1：人による作業能力について測定し，標準作業時間を推定する。
　表Ⅳ-31は，鶏もも肉1枚を3切れに切り分ける作業時間を調理員ABCの3名がそれぞれ行った際の作業時間の記録である。作業時間の記録は，あらかじめ処理量，操作内容を定めたうえで，まな板を準備するなどの「準備」，肉を切るなど調理工程が進む「主調理」，まな板を洗うなどの「片付け」，冷蔵庫に保管するなど移動を含めた「その他」の4つの単位作業別に分類することを考えながら，時間を記録する（タイムスタディ）。給食経営管理実習の献立について試作時に測定してみよう。
　複数の調理員のデータは，調理員の個人差，目標時刻，ムリ，ムダなく作業を行う目標となる標準作業時間を予測値として設定する。給食経営管理実習では，試作で（表Ⅳ-31）の様式による作業時間調査を行う。この場合，調理員一人当たり1食何分かかるかを測定し，給食室内で大量調理の計画に活用する。給食室はスペースが広く，大量用の調理機器を用いるため，試作での「準備」「片付け」，「その他」の時間データは増加傾向を示すことを考慮しておく。

●演習2：機器による作業能力を測定する。
　表Ⅳ-32は，調理工程でよく使用する炊飯，および焼き物のためのオーブンの能力を示した。炊飯では1釜の米の処理量，加水量等を示し，機器の自動で稼働する時間，設定温度などの条件を示す。また，オーブンで焼く工程では，機器能力として1トレーに何枚（何個，何グラム）入れ，1回何枚のトレーをオーブンに投入して焼き，それを何回繰り返すか」などを決めるために，加熱温度，加熱時間も明確に示しておく。給食経営管理実習室の機器の能力の測定をしてみよう。

●演習3：各料理の調理工程別標準作業手順を設定する。
　表Ⅳ-33は，作業室別調理工程別に表Ⅳ-31，32で作成したデータを参考に調理員，および機器・器具による作業内容をまとめたものである。給食では毎食異なる献立，食数であることから，各料理の調理工程別標準作業手順を標準化しておくことが，給食室の機器・器具，調理員の稼働状況を把握することができ，全体の作業工程指示が可能になる。実習で担当する料理について調理工程別標準作業手順を設定してみよう。

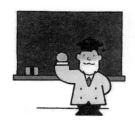

作業管理（機器・器具能力の明確化）

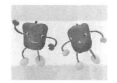

作業工程を計画するための演習

人による作業能力について測定し，標準作業を推定しよう。

表Ⅳ-31 調理工程別作業時間調査

〈鶏肉の香味焼き―鶏肉の切り分け〉

食品名	調理工程	処理量	操作内容	調理員No.	単位作業別時間の測定(分) 準備	主調理	片づけ	その他	総時間	調理員1人作業における1食あたりの処理量（分/食）
鶏もも肉	切り分け	80人分使用量	1枚の鶏もも肉を3つに切り，厚い部分は，さらに観音開きにしてバットに移す	A	10.6	17.3	12.0	6.2	46.1	0.58
				B	12.0	15.0	6.8	4.6	38.4	0.48
				C	8.0	14.7	9.0	3.5	35.2	0.44
平均作業時間					10.2	15.7	9.3	4.8	39.9	0.50
標準作業時間（設定時間）										0.45

出典：東洋大学給食経営管理研究室　　　　　　　　　　　　　　　数字は調理員1名あたりの測定値

機器による作業能力を測定しよう。

表Ⅳ-32 調理機器能力一覧表

調理工程	対象料理または食品	使用機器	生産食数	使用台数	同時期調理数	標準化の条件 稼働時間	設定温度	その他	備考
炊飯	無洗米	立型自動炊飯器1釜 7kg×2段	80食	1台	2釜	25分	—	加水条件米重量の1.35倍	炊き上がり2.2倍を予定
焼く	鶏肉香味焼き	スチームコンベクションオーブン	80食	1台	5トレー	コンビ加熱15分	180℃	フルサイズホテルパン5段	予熱20分
煮る	混合だし	ガス回転釜(36リットル)	80食	1台	—	20分(着火からこんぶ取り出し，鰹節投入，浸漬，取り出しまで)	80℃(こんぶの取り出し)	中火	容量の水に前日浸水のこんぶが入っている状態

出典：東洋大学給食経営管理研究室

各料理の調理工程別標準作業手順を設定しよう。

表Ⅳ-33 調理工程別標準作業手順 （料理名　鶏肉の香味焼き）

作業室	調理工程	機器・器具名	調理機器による操作方法	条件（温度・時間・量）	調理員による作業内容	備考
魚肉室	鶏肉を切る	まな板・包丁			1枚の鶏もも肉を3つに切り，厚い部分は，さらに観音開きにしてバットに移す	
下処理室	しょうが，にんにくをすりおろす	まな板・包丁			洗浄後皮をむき，すりおろす。生姜は汁のみ使用する	つけ汁に混ぜるので，優先して行い，主調理室に送る
主調理室	つけ汁を作る	ボール			全量を5つに小分けしておく	
魚肉室	肉を漬ける	トレー（オーブン用）	16枚/トレー×5トレー	30分		
魚肉室と主調理室間	保冷する	パススルー冷蔵庫	上段　3トレー 下段　2トレー			
主調理室	焼く	スチームコンベクションオーブン	1回目　3トレー 2回目　2トレー	180℃ 13分		ピークタイムが2回のため，2回転
主調理室	取る	フードパン			温度測定後ハーフサイズのフードパンに並べる	
盛り付け	保温	温蔵庫	65℃設定		温蔵庫に入れる	
盛り付け	切る	まな板・包丁			5切れにカットして皿に盛った後，配食ラインに渡す	
盛り付け	盛り付ける	ミート皿			つけ合わせを盛り付け，手渡す	対面配食ライン

出典：東洋大学給食経営管理研究室

4　生産管理　　105

| Ⅳ章 | 給食経営管理のための演習 | 4　生産管理 | ＊　＊　＊　＊ |

4-(4)　（作業工程表の作成）

　給食における作業管理は，工程および時程をあらかじめ定めた作業基準に沿ってヒト（調理員およびサービスス
タッフ，事務職員），モノ（工程，設備機器等）を効率的に動かすための管理業務である。前ページの演習により，実
習時の献立の標準となる調理工程，作業時間が決定したら，作業室ごとに各料理の作業工程表を作成する（表Ⅳ-34）。

〈手　順〉
① 確認事項

　作成では①調理員数，②食堂サービススタッフ数，③配食時洗浄担当者数，④作業開始時刻，③喫食開始時刻，④
配食準備完了時刻を確認しておく。

② 献立表の食品名を調理指示用に表示を変更する。

　作業工程表では，使用する食材の工程を時系列で表示をするために，指示書となる献立表が栄養価計算を目的とし
たままのものを使用すると，「かつおだし汁」など，食品として購入できないものの表示になっている場合がある。
この場合は献立表の表記を「かつお節」「水」という表示に直しておく。

③ 作業室別に食品名を記入する。

　各料理の食品の処理をどの作業室で開始するかは，前ページで料理別に作成した「表Ⅳ-33調理工程別標準作業手
順」を参考にして，作業室ごとに処理する食品を集める。

④ 各作業室の調理工程の完了時刻を決める。

　提供時刻から下処理開始時刻までの工程を逆算し，各工程の完了時刻を決める。「何時までに炊飯が完了できたら
よいか」「何時までに浸水時間30分を終えていればよいか」「何時までに洗米，加水を終えていればよいか」というよ
うに各工程の完了時刻を設定する。

⑤ 調理工程別標準作業手順等，標準作業の基礎データを参考に作業工程表を作表する。

　表記する作業工程の範囲は，検収室での作業から提供時のサービス，下膳担当までをイメージして計画をする。各
作業室での食品を扱う調理員数，操作時間から，工程のラインを引き，操作内容を記入する。人の行う作業は，作業
開始時刻から作業完了時刻まで ●—● のマークを用い，標準作業時間は線の長さで示し□，一線の上には作業内
容を記入する。大量調理機器の行う工程，浸漬など器具の中で調理が進む工程は，白抜きの帯　　で示し，作業内容
をこの印の上に示すとよい。作業室間の食品の移動は，パススルー冷蔵庫によって移動させるため，縦線で各作業室
間をつなぐ。

● 作業工程表作成のポイント
　作業室間の調理員の移動を計画する：人が行う調理工程で，最も時間がかかるのは下処理と盛り付けである。限ら
れた調理員数の配置は，始めに下処理室に多めの調理員を配置し，食品が下処理を終え主調理室に移行してきたら
調理員も移動するなど，時間の進行に沿って人の配置も食品の配置と一緒に考え，記入する。
　シンク，調理機器，調理台，器具の重複を避けた食品処理の優先順位をつける：食品の処理量と品質を考えたうえ
でスライサーなど調理機器での洗浄においては，使用するシンクでどの食品から洗浄するか，次の工程の時刻を考
慮し決定する。たとえば，肉のつけ焼きの場合，魚肉室で肉の整形，浸漬となり，決められた浸漬時間を確保する
ためには肉の整形時には定量の肉がトレーに配置されれば，つけ汁をかけて冷蔵，浸漬となる。そのために，つけ
汁の材料として生姜のすりおろしが必要であり，下処理室の洗浄の優先順位は，サラダの材料や付け合わせの野菜
ではなく，生姜を最初に洗浄し，皮むきやすりおろし工程を進めることになる。また，サラダなどの消毒工程を要
する食品は，主調理室での消毒のため，優先して洗浄し，主調理室に送る。また，下処理用シンクの使用はできる
だけ加熱工程のない食品から着手する。
　　盛り付け調理台は作業時間の遅れにより混乱しやすい場所である。サービスの品質低下を防止するためには，配
膳時の使用方法，対面配食時の使用方法を決め，調理員の動線を考慮して計画を行う。

106　　Ⅳ章　給食経営管理のための演習

作業工程表の作成

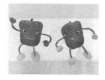

ヒト，モノを効率的に動かす作業工程表の作成

工程，時程が決定したら，下表の様式にしたがって，作業工程表を作成しよう。

表Ⅳ-34 作業工程表（工程，時程）

作業室	料理名 食品名	8:45 朝礼	9:00 作業開始	9:30	10:00	10:30	11:00	11:30	12:00 喫食開始
検収室									
魚肉室									
下処理室									
主調理室									
盛り付け室									
洗浄室									
食堂									
機器稼働時間									
使用時間	下処理室調理台 No.1 下処理室調理台 No.2 盛り付け室配膳台 No.1 盛り付け室配膳台 No.2								

| IV章 | 給食経営管理のための演習　　5　提供サービス管理 | ＊ ＊ ＊ ＊ |

5-(1) 提供・サービスの流れ

サービスの計画

　人に対するサービスは，2種類存在する。一つは給食の使命である健康増進や食事の提供など「人の身体に対するサービス」であり，2つ目は「人の心に作用するサービス」である。どんなに品質のよい食事で，お客様の身体によい食事でも心のない食事は好まないものである。

　心に残るサービスはレストラン同様に，継続的に提供する給食でも求められる。それはレストランで提供されるおもてなしとは異なり，日常生活の食事の場にある利用者とサービス組織のコンタクトが最も「人の心に作用するサービス」となり，リピーターとしての信頼を築いていく。

　「人の心に作用するサービス」の計画は，提供・サービス計画を利用者の行動を視点に展開するものである。その計画の一部を表IV-35に示した。

　表IV-35の様式の白紙を準備し，給食経営管理実習で実施する（した）提供サービス時の利用者の行動，食堂サービス（フロントステージ），厨房内の動き（バックステージ）での各スタッフの活動計画を見える化してみよう。これは給食経営管理実習でのサービスの基準を各スタッフに共有化するツールである。

●サービス工程表の記入方法

　左から順をたどり，利用者の行動に応じてスタッフそれぞれがサービスをしている行動が時系列でわかるようにする。また，サービス基準が必要なものは，その実施方法を記載し，スタッフによる対応の違いがないようにする。また，個人によるサービスの対応特性が利用者との「人の心に作用する」サービスにつながる場合もあるので，すべてを基準化することは望ましくない。

●利用者行動の見える化

　利用者の動きを記載する。

　　利用者がどの場所でどのようにメニューを選び，喫食し，退室するまでを丁寧に一連の行動として記載する。

●食堂サービス（フロントステージ）

　フロアスタッフの配置場所と動きを記載する

　　利用者の動きに合わせて，スムーズなサービスに要する物品を記載する。また，サービス時には声かけや配慮が欠かせないので，標準化したサービスの実践部分は≪動き・言葉≫の事例を提示しておく。

　　さらに混雑時など状況に応じた弾力的対応が必要になると想定される場合の判断は注意事項として記載する。

●厨房内サービス（バックステージ）

① 利用者が初めに取る料理から順に，カウンターサービスの配置場所と内容を記載する。

　　カウンター配食ゾーンでのサービスは，利用者の動きに対応する。また，カウンター配食ゾーンでのサービスをスムーズに行うには，厨房奥にいるスタッフとの動きの連動が欠かせない。表IV-35の例では主菜のフライの盛り付けを事例としたが，フライにキャベツ，櫛形トマト，レモンの付け合わせがつく場合は，フライは対面配食とし，付け合わせはカウンター後ろの盛り付け台での作業になる場合が多い。盛り付けの順序はトマトからでもなくフライからでも形にならない。調理台で皿を持ち，キャベツ→トマト→レモンとのせた皿をカウンターに渡す流れをどのように行うか想定してから記載する。

② 下膳・退室までの流れを利用者接点も含めて記載する。

　　概して給食経営管理実習では，食事を提供して終わりと思う学生も多くみられる。食事の提供・サービスは，利用者が食堂を退室したときに「おいしかった」，「癒された」，「満足した」ことを心に刻む機会であり食堂の総合評価を決める。食事を提供し終了ではなく，下膳・洗浄担当，退室スペースに対面する各担当者は，下膳時に利用者に対し，感謝を表現した「ありがとうございました」の声かけを，最後の「人の心に作用する」サービスとしてどのようにするか決めておくことが大切である。

108　　IV章　給食経営管理のための演習

提供・サービスの流れ

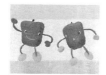

利用者の行動に応じたサービス工程表の作成

表Ⅳ-35と同じ様式の白紙を準備し，サービス行動が時系列でわかる工程表を献立に応じて作成しよう。

表Ⅳ-35 サービス工程表（例）

利用者の動き		①手を洗う	②食券販売所に行く	③メニューを選ぶ	④食券を購入する	⑤食堂へ入り荷物を席に置く	⑥カウンターで料理を受け取る	⑦水を取りに行く	⑧座席に付く	⑨料理を食べる	⑩下膳する	⑪帰る
食堂担当の動き		[食堂前]	[食券販売所受付]			[食券販売所受付]	[人数を厨房へ伝える]	[食券回収・料理受け渡し口]	[フロア]	[フロア]	[整頓・清掃]	[食券販売所受付]
フロントステージ（カウンター付近）		《身支度》・黒のパンツ・白のワイシャツ（第1ボタンのみ開ける）・黒のエプロン着用する・爪は切る・長い髪は束ねる・アクセサリーは禁止	《必要物品》・液体せっけん・消毒用アルコール・ペーパータオル・張り紙「こちらで手を清潔にしてから食堂に入りましょう」注意：・フロアスタッフは、10分を目安に手指消毒器周辺の水分の飛散のふき取る・混雑中は省略	《販売時刻まで》販売機の確認、または利用者名簿の設置受付担当者による喫食者の対応手順（挨拶、購買による目安線を見て数のチェックなど）確認《カウンターセット》人の配置、身支度の確認笑顔、挨拶の確認利用者不在の場合の料理の保管方法の確認	《必要物品》・食券・お金・サンプルケース・ペン・メモ用紙・簡易的なメニュー・看板パンフレット・スリッパ《動き・言葉》「いらっしゃいませ」・メニュー、料金の説明・サンプルケースをおすすめ・お金を受け取り、食券を渡す「食券はカウンターの食券回収箱にお入れください」「ごゆっくりどうぞ」注意：混みあい時は言葉かけの回数を省略し、販売数の誤りがないようにする	《必要物品》・食券回収箱・ペン・メモ用紙・試食室のレイアウト（詳細、座席番号）《動き・言葉》・1人のスタッフが、厨房へお客様の人数を厨房用マイクで伝える・フロアスタッフはお客様に声をかけ、常にお席に誘導する「先にお席をおとりください」「トレーをお取りください」	（準備）トマトの盛付	（準備）盛付合せを盛付け重量の確認、盛付け位置、配膳位置確認	《必要物品》※お客様の席に必要なもの・卓上メモ・台ふきん・下膳の案内メモ《動き・言葉》・フロア全体に気を配り、お客様の様子を見かけないよう、笑顔で挨拶し、誘導する・手が空いたときは、カウンター係に供食数を開き、食券販売を照合する		《必要物品》・下膳ラック《動き・言葉》・お客様が帰られたら、テーブルをふく《動き・言葉》・お客様に気を配り、「ありがとうございました」	《動き・言葉》・ありがとうございました
主菜担当の動き					《準備》キャベツの盛付	《準備》食器の設置	（準備）トマトの盛付	対面カウンターでフライを盛り付け、配食する	利用者が少なくなったときは、料理を温蔵庫や冷蔵庫に戻しておく			
バックステージ			副菜のショーケースに盛付けを終えた小鉢を配置して冷蔵しておく	食器は10個ずつ重ねておく。出来上がり時の全量計量値の95％重量を1人分の盛付け重量値とする。スープウォーマーから150ccのレードルを使って容器による目安線を見つけてチェックしておく		《必要物品》手袋、マスク、トング、ダスター〈人の配置〉カウンター担当者2人〈料理の配置〉キャベツ→ベンチレモン→カウンターへ移動トマト→カウンターへ移動〈手順〉フライを盛る皿→盛付け手順〈注意〉利用者が見えたら、早く作業付けを行う	混雑時の盛付けは重量の確認ができ盛り容積で見て盛る。場合は状況で正確に判断する。重量の確認は10人に1回程度とすると、早くか作業ができる	付け合せを先に盛り付けた後、フライを置く。付け合せは血の移動中の位置がずれて見えないような位置とする。皿への盛付けの位置は、常に同一の位置とする。〈必要物品〉手袋、マスク、トング温蔵庫内の物を提供するか、場合の盛付けの状況では優先的に提供する。温蔵庫での保管は揚げてから2時間とすると、食感が低下している	利用者が少なくなってきたら、使い終わった器具の清掃や保存食の採取のための容器の消毒を行う	利用者が少なくなった給食室内は見られることを意識し、放置されている器具、飛び散っている水などを清掃する	カウンターの利用者から給食室内は見られることを意識し、お客様への挨拶を忘れないように対応する	食器がくずれず重ならないようにする
副菜												
汁物												
バックステージ（洗浄室）下膳・洗浄											声かけをする	
混雑時の利用者の動き		①手を洗う	②食券販売所の前に並ぶ	③献立や栄養表示を見る	④希望のメニューのボタンを知らせる	⑤食券を購入する	⑥カウンターで料理を受け取る	⑦フロアスタッフが水を運ぶ	⑧お客様を席に誘導する	⑨料理を食べる	⑩下膳する	⑪退室
混雑時のフロントステージ		お客様をできるだけ立ったまま待たせないように進行するサポート		下膳方法を張り紙でわかりやすくしておく下膳で迷う利用者が見えないように位置に配慮							⑩フロアスタッフが下膳をする	

5 提供サービス管理　109

Ⅳ章　給食経営管理のための演習　5　提供サービス管理

5-(2)　配膳管理の評価

●提供・サービス管理の方式

釜やバットにある調味された料理は，食器や弁当などの容器に配膳（盛り付け）し，配食される。配膳の方式は対面カウンターの**食堂配膳方式**や事前にトレイメイクして配膳車で提供場所へ移動する**中央配膳**などがある。実習では，給食の利用者に対面で料理を盛り付けながら手渡す方式をイメージして，配膳と配食の評価を検討する。

料理は，鍋や釜のなかで味よく出来上がったときが完成ではなく，適切な食器に配膳（盛り付け）して完成品となる。さらに主食，主菜，副菜（汁物を含む）の料理（品）を組合せて，給食となり，食事として提供できる。配膳の作業は，給与栄養量の確保のみならず，視覚的なおいしさを生み出し，料理の付加価値の要因として，給食の品質を大きく左右する。そのために，配膳作業は，以下に示す要点を意識しながら作業計画およびその実施を行い，さらに製品である料理の評価，改善につなげていくことが求められる。

●給食の配膳時の要点

① 料理の量は，食器（弁当など）の容量の70～80％が適量である。（Ⅲ章-1を参考にして献立計画する）
② 料理の分量は献立計画に従って，バラつきのないように配膳する。
③ 料理の配膳計画を確認しながら，作業手順を標準化する。
④ 作業は効率的に，迅速に実施し，料理の温度管理による適温，適時の配食を原則とする。
⑤ 配膳は清潔区域での作業であり，適切に使い捨て手袋を利用するなどの衛生管理を徹底する。

●配膳基本

① 料理は立体的に盛る。
② 和風の主菜は，手前（右下）に前盛りをおく。たとえば魚料理の場合，頭を左，尾を右上に向け，右手前に大根おろしを盛る。
③ 洋風の主菜は，主となる料理の奥に付け合わせを盛る。たとえば，肉料理の場合，肉を中央に盛り，肉の奥（向こう側）に野菜類のキャベツなどを盛る。
④ 彩や調味の種類により，盛り付けの位置を考える。
⑤ 飯碗，汁椀，主菜，副菜の位置，箸の向きの決まりを確認する。

飯の配膳作業内容と1食当たりの作業時間

作業内容	1食当たり
丼に240gのご飯を配膳（事業所給食）	4～5秒
2～3の操作が必要な飯などの配膳（カウンターサービス）	5～6秒
給食経営管理実習での飯碗へ180gのご飯を配膳（学生）	10秒

ご飯の配膳における作業時間と盛り付け重量について，対面カウンターでのご飯（約180g：米80g）を飯碗へ盛り付けたときの盛り付け重量と作業時間との関係を図A，図Bに示した。これは均等に配膳するために，計量済みの見本を傍らにおいて，作業したときの状況である。なお，配膳作業時刻と配膳重量を表Ⅳ-36に記入してみよう。

1回130食を8回（計1,000食ほど）実施したときの飯碗への盛り付け重量のヒストグラムを示した。

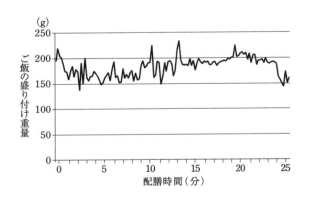

図A　配膳作業時のご飯の盛り付け重量と配膳時間の関係

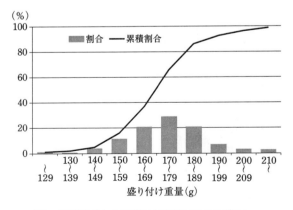

図B　配膳作業による盛り付け重量のヒストグラム

資料：十文字学園女子大学給食経営管理研究室（図A，B）

＊＊＊＊ 配膳管理の評価

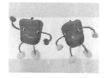

配膳作業時刻と配膳重量の関係

実習で提供する料理について，1食あたりの盛り付け量や配膳作業時間を計測し，表を作成し，図に示した後に評価して次回に向けた改善策を検討しよう。

注）提供した料理をすべて計測（全数試験）することが困難な場合は，10％に当たる数を抽出し計測（抜き取り試験）し検討してもよい。

Ⅳ-36 配膳時刻と配膳重量の関係

料理No.	配膳時刻	配膳重量	備考	料理No.	配膳時刻	配膳重量	備考	料理No.	配膳時刻	配膳重量	備考
1				41				81			
2				42				82			
3				43				83			
4				44				84			
5				45				85			
6				46				86			
7				47				87			
8				48				88			
9				49				89			
10				50				90			
11				51				91			
12				52				92			
13				53				93			
14				54				94			
15				55				95			
16				56				96			
17				57				97			
18				58				98			
19				59				99			
20				60				100			
21				61				101			
22				62				102			
23				63				103			
24				64				104			
25				65				105			
26				66				106			
27				67				107			
28				68				108			
29				69				109			
30				70				110			
31				71				111			
32				72				112			
33				73				113			
34				74				114			
35				75				115			
36				76				116			
37				77				117			
38				78				118			
39				79				119			
40				80				120			

評価および改善案

■5 提供サービス管理

IV章　給食経営管理のための演習　　6　品質管理

6-(1)　設計品質と製造品質から総合品質の評価

品質の評価

　給食の目標・目的の達成には，食事やサービスの品質が大きく影響する。まず，栄養・食事計画（II章-1）において，食事・サービスの品質基準（数値目標）を決定する（**設計品質**）。この設計品質と，給食実施で提供した食事・サービスとの適合度が**製造品質**（または**適合品質**）である。設計品質通りの食事・サービスを生産・提供できれば，給食の目標を達成できることになる。設計品質と製造品質を合わせたものが**総合品質**であり，両方の品質が高いほど総合品質は向上し，喫食者の満足度が高くなる。以下の内容を参考に表IV-37～41を記入し，品質の評価をしてみよう。

- **設計品質の設定**
　食事の品質とサービスの品質について，栄養・食事計画に基づいた品質基準（数値目標）を設定する。
食事の品質：各料理の予定盛り付け量，提供温度，提供時の食塩相当量など
サービスの品質：提供開始時間，入室→食事受け取り→着席までの時間，食事環境など

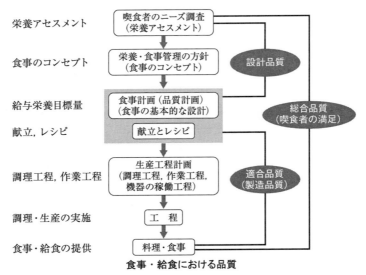

資料：石田裕美，給食マネジメント論 第6班，第一出版，東京，p.229（2009）
　　　名倉秀子，給食経営管理論，医歯薬出版，東京，p.116（2013）

- **製造品質（適合品質）の適合度**
　食事の生産・提供時，サービスの提供時において，下記に留意しながら作業を行い，提供開始時，途中，終了時の各点で測定し，右ページで設定した品質基準との適合度を調べる。なお，汁物の食塩濃度については，可能であれば「塩分濃度計」を用いる。
盛り付け量：予定盛り付け量，標準化，配膳に要する時間と蒸発量（汁物など），離水量（和え物など）
提供温度：温かい料理は65℃以上，冷たい料理は10℃以下
提供時の塩分濃度：標準化，配膳に要する時間と蒸発量（汁物など），離水量（和え物など）
サービス：配食場所の混み合い方，喫食場所の室温，BGMの音量など

- **総合品質の評価**
　喫食率，喫食者アンケートなどから喫食者満足度を把握する。各料理の「見た目（『彩り』などを含む）」，「量」，「温度」，「味（おいしさ）」やサービスに対する平均得点，または高い得点をつけた喫食者の割合を調べ，喫食率と併せて評価する。満足度が低い場合は，設計品質，製造品質の両面から原因を突き止め，改善案を提示する。

設計品質と製造品質から総合品質の評価

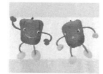

品質評価表の作成

各項目について，①設計品質（予定，目標）を記入し，②製造品質（実施，実測）を確認し，総合品質（喫食者満足度）を評価しよう。また，満足度が低い場合は，設計品質，製造品質の両面から考察して問題点を挙げ，改善案を考えよう。

表IV-37 盛り付け量

料理名	予定盛り付け量	実施提供量			適合度・考察
		開始時	途中	終了時	

表IV-38 提供温度

料理名	目標提供温度	実測温度			適合度・考察
		開始時	途中	終了時	

表IV-39 提供時の汁物の食塩濃度（釜ごとに）

料理名	予定食塩濃度	実測塩分濃度		適合度・考察
		開始時	終了時	

表IV-40 提供開始時間

予定開始時間	実施開始時間	適合度・考察

表IV-41 喫食者満足度

料理名	喫食率%	目標得点（目標%）	実施得点（実施%）	問題点	改善案

Ⅳ章　給食経営管理のための演習　　7　会計・原価管理 ＊ ＊ ＊ ＊ ＊

7-(1)　食材料費と人件費と経費

原価管理

　製品の製造，商品の販売，サービスの提供にかかる費用を原価という。給食の原価は，「食材料費」，「人件費（労務費）」，「経費（雑費を含む）」の三要素で構成される。限られた収入のなかで，効率よく，品質のよい給食を提供するためには，原価を計算し，その原価が計画したものに比べて適切かを評価し，必要な改善策を講じることが重要である（原価管理）。以下の内容を確認し，原価積成比率の算出をしてみよう（表Ⅳ-42）。

- **原価の形態別分類**

　食材料費：給食の実施に必要な食品の購入に支出した費用

　人件費（労務費）：従業員に支払う賃金。健康診断料，社会保険料などの福利厚生費を含める。

　経　費：給食の実施に必要な費用のうち，食材料費，人件費を除いた費用

- **原価の食事との関連による分類**

　直接費：提供する食事の生産に直接関わる費用を指し，1食当たり，または料理単位に換算しやすい費用である。食材料費や調理作業に要する人件費が多くを占める。

　間接費：給食の実施に間接的な関わりをもつ費用を指し，どの料理に使用したか区別がつきにくい費用である。食事の配送，洗浄作業，清掃，手洗い，検便・健診にかかわる費用が含まれる。

　上記の原価の「形態別分類」を，「食事との関連による分類」に従って分類した，給食における原価の構成例を下の表に示す。

給食における原価の構成例

費用構成				具　体　例
総原価	製造原価	食材料費	直接材料費	米，肉，魚，卵，野菜，牛乳，乾物，調味料など，食材全般の費用
			間接材料費	アルミカップ，串，バランなど，盛り付けに必要な食品以外の材料費
		人件費	直接労務費	直接調理を担当するスタッフの給料，賃金
			間接労務費	食事の運搬，洗浄作業を担当するスタッフの給料，賃金
		経　費	直接経費	ラップ，ふきんなど，調理時に直接使用する消耗品費，光熱水費
			間接経費	手洗い洗剤・消毒剤，清掃用具などの費用，検便・健診費用
	一般管理費・販売費			事務スタッフの給料，事務用品費，機器の保守費用，宣伝・広告費，減価償却費＊

＊間接経費に含める例，独立した構成要素とする例など，施設や業態によって異なる。

- **給食予算**

　予算とは，収入と支出をあらかじめ計画することである。一定期間の給食を健全に運営するために，収入に見合った支出（原価：食材料費，人件費，経費）を計画する。

　実際の給食における収入源は各給食施設によって異なるが，利用者が支払う給食費だけでなく，国，地方自治体，施設が属する法人や組織が，運営費の一部を負担することが多い。

114　Ⅳ章　給食経営管理のための演習

＊＊＊＊ 食材料費と人件費と雑費

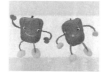

原価構成比率の算出

原価計算は，売上高の把握と予算作成（売上高予算）のために重要である。

給食経営管理実習の全日程で生産・提供した給食について，原価計算を行い，「原価構成比率」を算出し，円グラフに表してみよう。（実施使用料，光熱水費，機器の減価償却費は，施設側から補助を受けているものとする。）

表Ⅳ-42 原価の構成

分類		原価の構成			
	1食分の平均価格	1食分×(　)食/回	×(　)回の実習(B)	(A)に対する(B)の構成比
食材料費	主食	円	円	円	％
	主菜	円	円	円	％
	副菜1	円	円	円	％
	副菜2	円	円	円	％
	汁	円	円	円	％
	デザート	円	円	円	％
	合計	円	円 (A)	円	100 ％

人件費	役割	時給(C)	実習期間を通しての平均労働時間(D)	実習期間を通しての担当者人数(E)	(C)×(D)×(E)
	管理栄養士	円	時間	人	円
	調理員	円	時間	人	円
	合計				円

経費		物品名	実習期間を通しての支払額
	直接経費		円
			円
			円
			円
			円
			円
	間接経費		円
			円
			円
			円
			円
			円
	合計		円

● 原価構成比率

食材料費合計＋人件費合計＋経費合計＝〔　　　　〕円(F)

　(F)に対する食材料費の構成比率　〔　　　　〕％

　(F)に対する人件費の構成比率　〔　　　　〕％

　(F)に対する経費食の構成比率　〔　　　　〕％

円グラフ

IV章　給食経営管理のための演習　　7　会計・原価管理

7-(2)　適切な価格設定

　製造原価に一般管理費・販売費を加えたものが総原価であり，さらに総原価に利益（儲け）をのせて販売価格を設定する。販売価格は，給食では給食費，食券代にあたる。ただし，給食の運営形態によっては，施設からの補助金などにより，喫食者が支払う給食費が販売価格を下回る場合もある。右の表IV-43，44に実際の結果を記入し，給食費について検討してみよう。

製造原価・販売価格の算出

●製造原価の算出
　給食における原価の構成例（p.115）で示したように，製造原価は食材料費，人件費（労務費），経費で構成される。実際はこれらの構成要素に，製造食数（調理食数）に対して予想される残食率を加味し，下記の式で計算される。

　　　　製造原価＝（月間直接食材料費＋月間間接食材料費＋人件費＋経費）×（1＋残食率＊）÷製造食数
　　　＊残食率＝予測残食数（％）÷100

●販売価格の決定
　①で算出した製造原価に，計画段階での（あるいは想定する）利益率と消費税率を乗じて求める。

　　　　販売価格＝｛製造原価×（1＋利益率＊）｝×（1＋消費税率＊＊）
　　　＊利益率＝想定する利益率（％）÷100
　　＊＊消費税率＝定められた消費税率（％）÷100

　販売価格の決定には，上記のように製造原価が関係し，あらかじめ設定した利益率を確保する方法，原価率や食材費の上限を決めておく方法などがある。
　また，残食率（ロス）も関係しており，大きければ原価率引き下げの原因となる。
　事業所給食の多くは，給食内容が企業と給食受託会社との契約内容に明記されており，販売価格は双方の費用負担のしかたにより異なってくる。また，契約内容により大枠で決まっている。

給食の原価構成

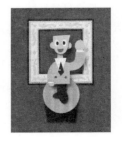

＊＊＊＊ 適切な価格設定

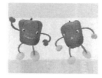

給食費の考え方

給食経営管理実習の全日程で生産・提供した食事について，製造原価を求め，給食費(食事代，販売価格)を検討してみよう。

表Ⅳ-43　労務費の算出と諸費用の一覧

		〔例1〕	実際の結果
(A)営業日数／月		20日	日
(B)食　数／日	(定食数とする)	1,200食	食
(C)残食率	(売れ残り数／製造食数)	0.04	
(D)直接材料費／食		295円	円
(E)間接材料費／月		270,000円	円
(F)労務費※	管理栄養士給与／月	345,000円	円
	調理員人数	7人	人
	調理員時給	950円	円
	調理員作業時間／日	6時間	時間
		円	円
(G)経　費	(総額とする)	2,400,000円	円
(H)利益率	(粗利益とする)	0.15	

※労務費の総額は，管理栄養士月給＋(調理員人数×時給×作業時間×営業日数)で算出できる。

表Ⅳ-44　製造原価および販売価格の算出表

	算出式	〔例1〕	実際の結果
(I)予定製造食数／月	(A)×(B)	24,000	
(J)直接材料費／月	(A)×(B)×(D)	7,080,000	
間接材料費／月	(E)	270,000	
労務費総額	(F)	1,143,000	
経　費	(G)	2,400,000	
(K)製造原価	{(J)＋(E)＋(F)＋(G)}×(1＋(C))／(I)	472	
販売価格	{(K)×(1＋(H))}×(1＋消費税率)	586	

Ⅳ章　給食経営管理のための演習　　7　会計・原価管理

7-(3)　給食における収入と支出

　給食における収入と支出を，一般的な企業の会計に当てはめて考える。給食経営を取り巻く情勢が厳しいなかでも利益を生み出すには，企業会計の「損益計算書」を用いて収入(収益)と支出(費用)を分類し，収益を向上させて費用を抑えるための方策を立てることが求められる(表Ⅳ-45, 46)。

給食における収益・費用の分類(損益計算書)

●売上げ(給食売上高)

　売上げは，企業などが商品販売やサービスの提供で得た本業の収入の合計である。給食における売上げ(給食売上高)は，主に給食費収入(食券・食事の売上げ)である。売上げを把握または予測し，収入に見合った支出となるよう，給食原価の計画および食事計画を行うことが重要である。

　売上高を予測した予算作成を**売上高予算**という。売上げを増やして原価を抑えるためには，売上げに占める費用(給食売上原価)がどれくらいかについて把握・分析する必要がある(p.115参照)。

●販売利益

　利益とは，収入(収益)から支出(費用)を差し引いたものである。給食における**販売利益**は，企業会計の**営業利益**に当たる。

$$販売利益＝(給食売上高－給食売上原価)－一般管理費・販売費等$$
$$＝売上総利益(粗利益)－一般管理費・販売費$$

●純利益

　総収益から総費用を差し引いたプラスの差額を指す。給食の運営形態や施設によって少し異なるが，給食における純利益は下記のようになる。

$$純利益＝販売利益＋(給食外収益－給食外費用)$$

給食における収益・費用の分類例(損益計算書)

給食における損益	給食売上高(収益)	
	給食売上原価(費用)	食材料費
		人件費
		経　費
	売上総利益(粗利益)	
	一般管理費・販売費等(費用)	
販売利益		
給食外損益	給食外収益	
	給食外費用	
純利益		

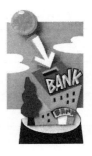

給食における収入と支出

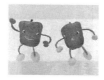

損益計算書の作成

給食経営管理実習の全日程で生じた収益と費用について、損益計算書にまとめ、純利益を求めてみよう。また、収益を向上させて費用を抑えるうえでの問題点と改善点を挙げてみよう。

表Ⅳ-45 損益計算書

給食における損益	給食売上高(収益)	単 価　　　　円× 販売食数　　　　食		円
	給食売上原価(費用)	食材料費		円
		人件費		円
		経　費		円
		原価総額		円
	売上総利益(粗利益)			円
	一般管理費・販売費など(費用)			円
販 売 利 益				円
給食外損益	給食外収益			円
	給食外費用			円
純 利 益				円

表Ⅳ-46 考　察

問題点	
改善策	

7　会計・原価管理　119

| Ⅳ章 | 給食経営管理のための演習 | 8　衛生管理 |

8　衛生管理の評価

　大量調理施設衛生管理マニュアルに基づく衛生管理は，給食関係者，食材料・調理品，施設・設備・調理器具類に対して行われる。給食施設の衛生管理責任者(衛生管理者)である栄養士・管理栄養士には，それらの重要管理事項について点検・記録することが義務づけられている。個人の衛生チェック，使用水の点検，温度・湿度の点検，ATP検査やスタンプテストなどの簡易細菌検査，食器洗浄テストなど，評価項目を用いて定期的に衛生管理の評価を行う。点検表や記録簿は，事故が発生した際の原因究明の資料でもある。

衛生管理の点検と記録

●調理従事者の衛生チェック

　食中毒，異物混入などの事故を未然に防ぐため，作業開始前，作業中および作業終了後に，「個人衛生管理点検表」による衛生チェックを行う(表Ⅳ-47)。

　衛生責任者が各項目について○×でチェックし，×の場合は改善指導を行う。

●フードスタンプによる簡易細菌検査

　市販のフードスタンプ用寒天培地を使用する。調理従事者の手指，機器・器具類，食品などの表面に培地面を接触させて表面の微生物を採取し，定量的に細菌数を測定する。培地には，標準寒天培地(一般細菌)，デゾキシコレート寒天培地(大腸菌群)，TGSG 寒天培地(黄色ブドウ球菌)，TCBS 寒天培地(腸炎ビブリオ菌)，MLCB 寒天培地(サルモネラ)などがあり，検査項目により選択する。

●食器洗浄テスト

　食器の洗浄が適切に行われているか，食品の残留物の有無により簡易調査を行う。

食器洗浄テスト

項　目	使用薬品	検査方法	判定方法
でんぷん性残留物	0.1N ヨウ素溶液	試薬を振りかけ約1分間放置後，軽く水洗い	青色で残留あり
脂肪性残留物検査	0.1％バターイエロー・エタノール溶液または0.1％クルクミン・エタノール溶液	試薬を振りかけ約1分間放置後，軽く水洗い	黄色または蛍光黄色で残留あり
たんぱく質残留物検査	0.2％ニンヒドリン・nブタノール溶液	試薬を振りかけ約1分間放置後，軽く水洗い	青紫色で残留あり
合成洗剤性残留物検査(メチレンブルー法)	A液：0.01％メチレンブルー溶液 B液：クロロホルム原液	①食器に約80℃の蒸留水10mLを入れて食器全体にいきわたらせ，5mLを共栓試験管に移す。 ②対照として，C：ブランク用(蒸留水5mL)とD：確認用(蒸留水5mL＋洗剤1滴)を準備する。 ③①および②のC,DにA液1mLを加え，1分間振とうする。 ④さらにB液4mLを加え，再び振とうする。	クロロホルム層が青色で残留あり

　資料：日本給食経営管理学会監修，給食経営管理用語辞典，第一出版，東京，p.102(2011)より一部改変

衛生管理の評価

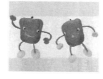

個人衛生管理点検表の作成

調理作業従事者に対して，作業前（朝礼時），作業中および作業終了後に責任者が衛生チェックを行い，内容と結果を記録しよう。問題がなければ○，問題があれば×を付け，×の場合は「備考」欄に改善指導の内容と結果を記録しよう。

表Ⅳ-47 個人衛生管理点検表

点検項目 氏名	作業前点検: 健診・検便結果 / 下痢・腹痛・発熱 / 手創・ひび・顔面の化膿 / 爪・マニキュア / 装飾品 / 清潔な白衣・帽子 / 帽子からの毛髪	作業中: トイレ前後の白衣着脱 / 適切な手洗い / 専用履き物 / 帽子からの毛髪 / 手指に傷のある者 / 食品取扱い時の手袋・マスク・エプロン盛付け時	作業後点検（疲労度調査）: 頭痛 / 目の疲れ / 肩こり / 手指の痛み / 全身のだるさ / 腕のだるさ / 腰痛 / 足のだるさ	備考
1				
2				
3				
4				
5				
6				
7				
8				
9				
10				
11				
12				
13				
14				
15				
16				
17				
18				
19				
20				

Ⅳ章　給食経営管理のための演習　　9　人事管理

9-(1) 給食部門の教育・訓練について

●人事管理

給食部門を組織する人(人材)は，管理栄養士，栄養士，調理師の資格を保有する者，正規職員(正社員)，非正規職員(パートタイマー，契約社員)の雇用形態の異なる者，業務委託(調理業務部分，食器洗浄業務部分など)として従事する者など，構成する人が多様で，複雑である。人事管理は組織作りのために，人材を確保し，適切な場所に，適切な人材を配置し，教育・訓練し，さらに評価する。給食施設の経営向上に大きく影響し，重要なマネジメントである。教育・訓練方法は，職場内教育，職場外教育，自己啓発がある。給食運営業務に対して意欲的に取り組み，従業員満足度を高め，提供した給食に高い評価となる顧客満足度を得るために，教育・訓練を検討することが求められる。

教育・訓練のマニュアル作成に向けて：調理員に対する職場内教育を検討してみよう。給食施設の設定，調理員の経験年数，教育内容(教育時期，教育場所，教育人数，担当者，作業内容)などをポイントに計画・実施し，内容について評価してみよう(表-48, 49)。

表Ⅳ-48 教育・訓練の計画

		計画内容	例
給食施設の概要	給食施設 給食の対象者		児童福祉施設(保育所) 乳児，幼児(1～5歳) 122食(おやつを含む)
	提供食数		調乳5食　離乳食5食 1～2歳児食　31(14＋17)食 3～5歳児食　81(24＋27＋30)食
	調理・提供システム		クックサーブシステム，教室にて配膳・配食 (配膳は保育士が担当)
	献立		単一献立
	対象者		新人調理員
	人　数		1名
	日　時		○○年4月5日
	場　所		給食施設内
	教育担当者		管理栄養士
	内　容		手洗いの方法(下記に示す)

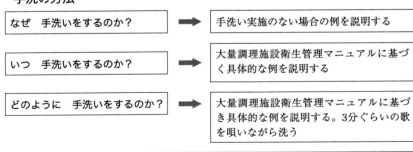

給食部門の教育・訓練と評価

人事管理における評価：給食のオペレーションに関わる人についての評価基準には，次に示すように3項目がある。

人事管理における評価の視点

評価の視点	内　容	具体的な項目
能力評価	職務を通して身につけた基本的修得能力，精神的習熟能力	知識，技術力，体力，判断力，企画力，折衝力，指導力など
情意評価（態度評価）	職務を遂行するときの行動，態度を評価	積極性，責任感，協調性，規律性など
業績評価（成績評価）	一定期間の目標達成度やその活動内容を評価	目標の到達度や期待度など

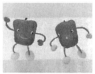

業務評価の検討

業績評価を視点とする目標管理の評価方法について，検討してみよう。特に自己評価という視点を取り入れてみよう。

表IV-49　目標管理と評価

担当の役割の確認　（例：調理従事者として検収担当）

実習での目標　（例：給食提供時刻の厳守）

目標達成のための具体的な手順や時期　（例：作業開始時刻30前の入室，実習日，毎回の記録）

達成状況の申告　（例：達成度50％）

自己評価　（例：　　　）

9　人事管理

| Ⅳ章 | 給食経営管理のための演習 | 9　人事管理 | ＊　＊　＊　＊ |

9-(2)　労働衛生管理

●人事管理として労働安全衛生管理

　給食施設における労働災害には，切り傷，やけど，擦り傷，腰痛，転倒打撲などが観察でき，災害事故の多発時間帯は午前9時〜11時である。この時間帯は，下処理，加熱作業，運搬中の事故であり，全体の75％を占めるといわれる。労働災害が頻発しないような工夫が必要である。事故分析と対応策について考えてみよう（表Ⅳ-50）。

給食施設を含む飲食関連施設での労働災害と事故対応

事故内容	原　因	頻度	事故分析と対応
切り傷 擦り傷	刃物による	40％	刃物を使用中には細心の注意を払うこと。特に，よそ見など，作業中に刃物から目線を外すことはしない。 4S(整理，整頓，清掃，清潔)を徹底し，使用後の用具は所定の保管位置に戻し，作業場所に放置しない。
	食器による	35％	食器を洗浄する場合は，手先を保護するためゴム手袋などを使用することが望ましい。割れた食器などを片付ける際には，ほうきやちりとりを使用するなどにより，直接手で破片を触るような作業方法は避けること。また，それらの廃棄処理では，破片が混入していることを明示する。
	缶の鋭利部分	10％	開缶時は，缶の種類(缶切り使用，プルトップで缶上部を開ける)に関わらず，缶開口部の縁，ふたの縁が鋭利部分であるため，切傷のリスクがあることに留意する。
切り傷 火　傷	調理機器類	10％	食品の下処理中に，巻き込まれたり，点検・修理・清掃時に接触することで事故になるため，作業中は集中し，目線を外すことをしない。 食品の加熱処理中に，機器類からの輻射熱や蒸気熱，機器類に接触することを回避するよう，機器類の特徴を把握し，暴露回避する作業に注意する。
腰　痛 転倒打撲	調理場内の施設設備	5％	重量のある食品や料理の移動作業は適切なワゴンを利用し，低い姿勢の作業では高さを確保する工夫を行い，重量物の運搬を少なくし，人間工学的な高さや姿勢での作業を確保する。 作業場内の段差や床面のドライ化や滑りにくさの確保に努める。

給食施設で考えられるインシデントやアクシデントの項目と場所

	内　　容	場　　所
調理のミス	食材の入れ忘れ 食材の入れ間違い 調味料の計算ミス 調味料の入れ間違い 出来上がり量の不足	下処理室 主調理室 下処理室・主調理室 主調理室 主調理室(配膳室)
作業中のミス	作業中の転倒 作業中の打撲 作業中の切り傷 作業中の火傷 熱中症 提供時刻の遅れ 連絡札の入れ間違い	 食　堂 主調理室
異物混入	髪の毛 包装フィルム パッケージ類 手　袋 調理器具類	食　堂 食　堂 食　堂 食　堂 食　堂

124　Ⅳ章　給食経営管理のための演習

労働衛生管理

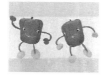

事故分析と対応策

実習期間中のインシデント・アクシデントレポートをまとめてみよう。報告はインシデントかアクシデントに分け、発生要因を分析して、対策を考えて(まとめて)、次回以降の給食提供に役立てよう。

表Ⅳ-50 インシデント・アクシデントに対する対応策

	日時 年月日時分	内容と原因	発生原因	対応策	発見者など
アクシデント	〔例〕 ○○年5月13日 10時10分	作業中の切り傷(包丁で左薬指先を切る)作業中に話かけられ、その対応で手元を見失った。	作業者の包丁を扱う意識不足声をかけるタイミング	包丁を持った作業は、集中する。包丁を常に意識する。包丁を持った人との会話のタイミングを考える。	氏名など
インシデント					

9 人事管理　125

Ⅳ章　給食経営管理のための演習　　10　情報処理管理　＊　＊　＊　＊

10-(1)　エクセルによる帳票類の作成（A）

●給食施設の帳票類の作成

　給食施設の帳票類は，各施設の特徴や目的に合わせて作成，活用することが大切である。給食を経営管理する上でサブシステムの管理業務に合わせた帳票を作成することを原則とするが，一つの帳票が複数の管理業務で機能することもあるため，有効に活用していくことが望まれる。

　パソコンのソフト（給食管理用ソフト・献立作成用ソフト・栄養管理用ソフトなど）を利用して，サブシステムの帳票類を管理する。さらに，帳票類にあるデータを用いて，給食経営管理の評価のための資料とすることもある。

　ここでは，実習で実施した給食提供について，栄養管理報告書の作成を行ってみよう。その際に給与栄養量（実施）を表計算ソフトであるエクセルを用いて，計算してみよう（表Ⅳ-51）。

サブシステムにおける主な帳票類

サブシステム	主な帳票類
栄養・食事管理	人員構成表，給与栄養目標量算定書，食品構成表，栄養計画表，予定・実施献立表，栄養出納量，栄養管理報告書
献立管理	食品群別荷重平均成分表，食品構成表，予定献立表，食品分類表，献立作成基準，実施献立表
生産管理	食数表，作業指示書，調理工程表，作業工程表，加熱温度記録簿
提供管理	提供数表，残食量（または数），料理保管温度記録簿，供食温度調査表，盛り付け調査表
食材料管理	購入計画表，発注伝票，納品書，食品受払簿，購入台帳，食材料消費日計表，出庫伝票，在庫一覧表，廃棄量調査表
人事労務管理	調理従事者の勤務計画表，健康診断表，腸内細菌検査表，自己点検表
施設・設備管理	調理施設の図面，調理室の厨房機器配置図，厨房機器一覧，厨房機器の稼働マニュアル，厨房機器点検簿
安全・衛生管理	調理施設の点検表，調理従事者の衛生管理点検表，保存検食記録簿，検収記録簿，使用水の点検表，調理等における点検表，食品保管時の記録簿，調理室の温湿度記録表，ATPふき取り検査記録表
品質管理	汁物の食塩濃度の記録表，料理の出来上がり量の記録表，残食調査表，摂取量調査表，検食簿，満足度調査
原価管理	食材料消費日計表，売上表，料理別食材料費，食品群別単価表
危機管理	インシデント・アクシデントレポート，非常用の備蓄食品の一覧表

♣給食経営管理実習で給食の提供を実施した日の給与栄養量についてすべて書き出し，平均を求めてみよう。
　この値は，栄養管理報告書に提出される。

エクセルによる帳票類の作成

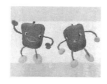

給与栄養量の平均値算出

エクセルを用いて，実習で実施した給食提供について，給与栄養量を計算してみよう。

表IV-51 実習で提供した給食による給与栄養量

実施日	年 月 日（ ）
班・学籍番号	班
記入者	

実習回	実習期日	エネルギー (kcal)	たんぱく質 (g)	脂質 (g)	ミネラル Ca (mg)	ミネラル Fe (mg)	ビタミン A (μgRE) (μg)	ビタミン B₁ (mg)	ビタミン B₂ (mg)	ビタミン C (mg)	食塩相当量 (g)	食物繊維 食物繊維総量 (g)	炭水化物エネルギー比 (%)	脂肪エネルギー比 (%)	たんぱく質エネルギー比 (%)
1回															
2回															
3回															
4回															
5回															
6回															
7回															
8回															
9回															
10回															
合計															
給与栄養量（平均）															
目標															

10 情報処理管理

| Ⅳ章 | 給食経営管理のための演習　　10　情報処理管理　＊　＊　＊　＊ |

10-(2)　（エクセルによる帳票類の作成（B））

　特定給食施設等栄養管理状況報告書を作成しよう（表Ⅳ-52）。栄養管理報告書は，自治体が特定総合施設の設置者に対して提出を義務づけている報告書である。

　書式は自治体により異なるが，いずれも食事提供および運営について，栄養管理の把握，栄養教育の状況を報告する。

表Ⅳ-52　特定給食施設等栄養管理状況報告書

別紙1

平成　　年　　月　　日

（あて先）
　　埼玉県　　　　　　　　保健所長

1	施設の名称		
	施設の所在地	〒	
	TEL		
	FAX		
	E-mail		
	設置者又は管理者　　職名	氏名	
	栄養部門責任者　　　職名	氏名	

埼玉県給食施設栄養管理指導実施要綱第4条の規定により、次のとおり報告します。

2	栄養管理部門の理念・方針	

| 3 | 運営単位・運営規模 | 共同調理場／単独実施 → 小学校　　校／中学校　　校／高等学校　　校／大学　　校／その他　　校／合計　　校 ↓ 食数　　人／食数　　人／食数　　人／食数　　人／食数　　人／合計　　人 | 病院／診療所／介護老人保健施設／老人福祉施設／社会福祉施設／事業所／寄宿舎／保育所／幼稚園／児童福祉施設／その他 → 許可数　　床／定員　　人／給食対象者　　人／定員　　人／食数　　人（　　　） |

4	健康増進法第21条第1項目による指定		有　　　無
5	運営方式	直営／全面委託／献立作成／施設外調理	委託※／部分委託／材料購入／栄養指導／その他（　　　）　調理　配膳　下膳　食器洗浄
6	※委託先	名称／所在地／TEL	〒
7	給食管理などに関する検討会　区分		有 → 実施回数　　回/年　　管理者／管理栄養士／栄養士／調理師／調理員／保育士／保護者・家族／給食主任／栄養教諭／健康管理担当者／その他　　無

8	給食従事職員数	区分		管理栄養士	栄養士	調理師	調理員	給食事務	その他	合計
		施設側	常勤							0
			非常勤							0
		委託先	常勤							0
			非常勤							0

9	食糧材料費	1人（	1食	2食	1日 ）	あたりの平均食材材料費		円
10	平均算出栄養量	1人（	1日	昼食	その他（		）	あたり

次ページに続く

128　Ⅳ章　給食経営管理のための演習

エクセルによる帳票類の作成

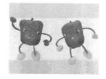

特定給食施設等栄養管理状況報告書の作成

11	栄養量 (最も提供数の多い食事の内容を記入)		エネルギー (Kcal)	たんぱく質 (g)	脂質 (g)	カルシウム (mg)	鉄 (mg)	ビタミン A (RE当量) (μg)	B₁ (mg)	B₂ (mg)	C (mg)	食塩相当量 (g)	炭水化物エネルギー比 (%)	脂肪エネルギー比 (%)
	給与栄養目標量	3歳未満												
	給与栄養量(実際)	3歳未満												

12	給与栄養目標量に対する給与栄養量(実際)の比較	実施している (□ 毎月 □ 報告月のみ) □ 実施していない
13	給食利用者の把握	□ 有 → □ 性別 □ 年齢 □ 身長 □ 体重 □ 体格指数(BMI) □ 疾病状況 □ 無
14	摂取量の調査	□ 有 → □ 個別摂取量調査 □回/(□月・□年) 　　　 □ その他 (　　　　) □回/(□月・□年) □ 無
15	嗜好調査	□ 有 → □ 個別 □ 集団 → 実施回数 □回/(□月・□年) □ 無
16	作業指示書	□ 有 → □ 献立名 □ 材料名 □ 純使用量 □ 作業のポイント 　　　 □ その他 (　　　　) □ 無
17	栄養成分表示	□ 有 → □ エネルギー □ たんぱく質 □ 脂質 □ 炭水化物 　　　 □ 食塩相当量 □ その他 (　　　) □ 無
18	栄養教育	□ 有 → □ 個別指導 □回/(□月・□年) 　　　 □ 集団指導 □回/(□月・□年) 　　　 □ 健康・栄養情報の提供 □ 献立表の掲示 　　　 □ その他 (　　　　　　　　　　　　) □ 無
19	非常食等の備蓄	□ 有 → □ 食料 □人分を □日分 　　　 □ その他 (　　　　　　　) (例えば、献立作成) □ 無
20	従事者の研究会	施設 □ 有 → 実施回数 □回/(□月・□年) 　　　 主な内容 (　　　) 　　 □ 無 委託 □ 有 → 実施回数 □回/(□月・□年) 　　　 主な内容 (　　　) 　　 □ 無
21	衛生管理	健康診断 □回/年 定期検便 □回/(□月・□年) 保存検食の保管 □ 有 → 調理済み □ 原材料 □ 　　　　　　　 □ 無 衛生管理マニュアルの整備 □ 有 　　　　　　　　　　　 □ 無 → 今後策定予定 □ 有 □ 無
22	危機管理(食中毒等の事故発生時における対策の整備)	□ 有 → □ 緊急連絡網 □ 給食代行方法 □ 危機管理マニュアル □ 無 → 今後の策定予定 □ 有 □ 無
23	食事環境(禁煙対策)	□ 有 → □ 施設全体禁煙 □ 食堂のみ禁煙 □ 無 → 今後の策定予定 □ 有 □ 無
24	報告担当者	所在地 〒　　　　　　　　　　　　　　　　(施設と異なる場合に記入) 職種　　　　　　　　 電話 氏名

F 【(高等学校・大学用)共同調理場・単独実施】

1	食数(食/日)	朝食	昼食	夕食	その他	合計
2	給食形態	□ 定食 → □ 単品 □ 複数 □ 単品 → □ 丼物等 □ 麺類等 □ カフェテリア □ その他 (　　　　　　　　　　　　)				
3	利用者への対応	□ 有 → 量の調節 □ 有 　　　 ヘルシーメニューの提供 □ 有 → □回/月 □ 無 　　　 その他 (　　　) □ 無				
4	肥満・やせの割合	肥満 今年 □% (前年 □%)　　保健所記入欄　肥満 増減 0 やせ 今年 □% (前年 □%)　　　　　　　　　やせ 増減 0				

10 情報処理管理　　129

| Ⅳ章 | 給食経営管理のための演習 | 11　危機管理 | ＊＊＊＊ |

11-(1)　災害時のための対策(A)

　特定多数人に継続的に給食を提供している施設では，災害が起こった場合においても食事の提供を中止することができない。災害の発生により，給食提供が困難な場合の対応や，早期の給食再開に向けた対応など，平常時から食事提供に向けた対策を考え，災害時の組織・体制と対応マニュアルの整備が求められる。

　ここでは，備蓄食品の種類，調理機器，衛生管理などを確認しながら給食の提供に向けた対応を考えてみよう(表Ⅳ-53)。

● **備蓄する食料と食事提供に必要な備品など**

　飲料水，食料品，使い捨て食器や消耗品，衛生管理用品(手指消毒用アルコール，逆性石けん，ウエットティッシュ，ディスポ手袋，ディスポマスク，ごみ袋，など)，調理熱源としての燃料

● **備蓄食品として適する食品**
　① 常温保存が可能な食品
　② 個別包装の食品
　③ 食具がなくとも食べられる食品
　④ 調理が不要な食品

備蓄食品の例

主食類	アルファ化米，レトルトがゆ，乾パン，缶入りパン(5年保存)，クラッカー，ステックパン(非常用保存食)など
主菜類	レトルト食品，缶詰など
主食＋主菜	発熱剤同封のレトルト食品パック(牛丼，カレーライスなど)
副菜類	缶詰，レトルト食品，乾物類，常温保存の瓶詰
汁物類	インスタントスープ，即席みそ汁，粉末スープ，缶詰(豚汁など)
デザート類	果物缶，デザート缶(みつ豆，羊羹など)，ナッツ類
その他	嗜好飲料(ジュース，お茶，コーヒーなど)，調味料

缶　詰：種類は豊富で1〜3年ぐらいの保存期間があり，給食で使用しやすい。提供時には食器・食具が必要となり空き缶のごみがでる。

レトルト食品：種類は豊富で，1年ぐらいの保存期間があり，給食で使用しやすい。温める必要があるものが多く，食器・食具が必要であるが，ごみはまとまりやすい。

アルファ化食品：種類は少なく，5年くらい保存できる。日常の給食で使用しにくく，食具が必要であり，調理水を使用するが，加熱は必要ない。

乾燥野菜類：種類は多く，1年の保存期間があり，日常の給食で使用しやすい。取り分けのときには食具が必要であるが，ごみは少ない。

> 　災害時の対策として，備蓄食品を中心に示したが，その他に炊き出しの訓練などがある場合うには，積極的に参加してみよう。
> 　調理環境が充分とはいえない状況下での衛生管理なども体験できるとよい。

災害時のための対策

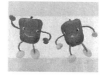

災害時のための対策表の作成

備蓄食品の種類を調べてみよう。

近年，災害時の備蓄食品は，研究開発が進み，多種多様な食品，調理用グッズが増えている。災害発生時のライフラインの状況，給食の対象者に合わせた食品を調べ，対応策を考えてみよう。

表Ⅳ-53 災害時のための対策

		対応策（使用可能な備蓄食品や料理）
ライフラインの状況	調理熱源の確保ができている	
	電気，ガス，水道水が使えない	○調理：加熱調理は，ほとんど不可能 備蓄食品：アルファ化米，缶詰，瓶詰，発熱剤同封のレトルト食品のパック（レスキューフーズなど） ○配膳：使い捨て手袋を使用する。 　使い捨て食器を使用する 　ウェットティッシュ，アルコールスプレーなどを使用する。
給食対象者	乳幼児	
	高齢者 （嚥下困難者など）	
	食物アレルギーのある方	

表Ⅳ-49 災害時のための対策表

区　分			対策内容
備品食品	主　食		米（アルファ米，無洗米），缶詰，レトルト（レスキューフーズなど）
	副食	主　菜	
		副　菜	
	飲　料		
ライフライン	水		○手が洗えないので，使い捨て手袋を使用する。 ○使い捨て食器を使用する。 ○ウェットティッシュ，アルコールスプレーなどを使用する。
	電気，ガス		
特殊食品	乳幼児		
	高齢者 （嚥下困難者）		
	食物アレルギーのある者		
その他	使い捨て食器		
	衛生管理用品		

| IV章 | 給食経営管理のための演習　　　11　危機管理　＊　＊　＊　＊ |

11-(2)　災害時のための対策（B）

　災害時のための備蓄食品にアルファ化米がある。このアルファ化米を利用して加える液体を数種類変えた場合の飯の評価を示した。

　飯の評価は良好な料理が多い。おいしいご飯を工夫してみよう。下の表を参考にアルファ化米を調理し評価してみよう（表IV-54）。

● アルファ化米を使用した主食

アルファ化米「白飯」に各種飲料を注ぎ室温で戻した場合のご飯の評価

	商品名	用いた液量（mL）	評価	評価の概評
茶類	烏龍茶　サントリー	170	◎	● 香ばしい・烏龍茶の香りがよい，おいしい ● 色は麦茶より赤みがさす
	茶　伊右衛門 抹茶入り サントリー	170	◎	● 茶の香りがよい，茶のうま味が加わる ● 色はやや黄色，日本の味
	六条麦茶 アサヒ飲料	170	◎	● 麦茶の香りがよく，食欲をそそる，茶のうま味が加わる ● 肌色・味がなじむ，おいしい
	コーヒーボスグリーン サントリー食品	180	◎	● コーヒーの香りがする，おいしい
	午後の紅茶ミルクティ キリンビバレッジ	180	◎	● 芳ばしい味と匂い，リッチな気分になる，おいしい ● 包子ども向き
濃縮ジュース	野菜ジュース これ1本 カゴメ　賞味期限 　3.5年	180	◎	● トマトの香りがよい，味に深みがある，健康志向1本は野菜350gに相当，健康になった気がする ● トマト味になじむ，酸味がよい
	野菜ジュース これ1本 カゴメ　賞味期限 　5.5年	180	◎	● にんじんやトマトの匂いが食欲をそそる，味に探みがありおいしい，色が3.5年の商品より明るい ● おいしい，健康志向，野菜350gに相当するので野菜を食べた気分，後味が爽やか
	青汁	180	△	● 野草のにおいがする，味にアクセントがないのでさびしい，パッとしない，ごま塩が必要
フルーツジュース	Tropicana　アップル キリンビバレッジ	180	◎	● 上品な甘味，香りがよい，おいしい
	Tropicana　パイナップル キリンビバレッジ	180	△	● 舌に重い味，えぐ味？が残る，香りがよい
	Tropicana　ぶどう キリンビバレッジ	180	◎	● 香りがよい，香りが強い，少々甘い，ブドウ畑が連想される，紫の色が美しい，おいしい

資料：日本災害学会 Vol.3 No.1　pp.49-58（2016）より

災害時のための対策

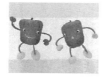

アルファ化米によるご飯の評価

アルファ化米を調理し，品質のよい料理を開発してみよう。材料，分量，調理法，品質について記録してみよう。

表-54 アルファ化米を用いた料理の記録表

調理名	商品名，内容量 (mL/g)	用いた前液量 (mL)	調理法	品質評価 (栄養的視点)
備考				

11 危機管理

課題発見力・問題解決力 を養う

給食経営管理実習

初版発行	2018年3月30日
二版発行	2020年8月30日

編著者Ⓒ　名倉　秀子

発行者　　森田　富子
発行所　　株式会社 アイ・ケイ コーポレーション
　　　　　東京都葛飾区西新小岩 4 -37-16
　　　　　メゾンドール I&K ／〒124-0025
　　　　　　Tel 03-5654-3722（営業）
　　　　　　Fax 03-5654-3720

表紙デザイン　㈱エナグ　渡部晶子

組版　㈲ぷりんてぃあ第二／印刷所　㈱メイク

ISBN978-4-87492-334-4 C3077